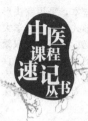

中医课程速记丛书

李兴广　张珊　姜昭妍　主编

方剂学
速记歌诀

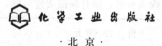

化学工业出版社

·北京·

本书是以国家级规划教材《方剂学》为蓝本，采用歌诀形式编著，概括了该门课程的内容精要，并以注释形式囊括了教学大纲要求掌握的全部内容，言简意赅，便于理解记忆。本书执简驭繁，荟精萃要，朗朗上口，使人乐于习诵，便于记忆。读者只需熟读背诵数句简单上口的歌诀，便可以迅速掌握复杂的方剂学知识。本书可作为中医院校本专科学生的应试助学参考书，对于刚步入临床的初级医师也有很好的借鉴价值。

图书在版编目（CIP）数据

　　方剂学速记歌诀/李兴广，张珊，姜昭妍主编. —北京：化学工业出版社，2015.12（2024.12重印）
　　（中医课程速记丛书）
　　ISBN 978-7-122-25147-3

　　Ⅰ.①方…　Ⅱ.①李…②张…③姜…　Ⅲ.①方剂学-基本知识　Ⅳ.①R289

　　中国版本图书馆 CIP 数据核字（2015）第 218063 号

责任编辑：李少华　　　　　　　装帧设计：关　飞
责任校对：吴　静

出版发行：**化学工业出版社**
　　　　　（北京市东城区青年湖南街 13 号　邮政编码 100011）
印　　刷：北京云浩印刷有限责任公司
装　　订：三河市振勇印装有限公司
710mm×1000mm　1/32　印张 6¼　字数 118 千字
2024 年 12 月北京第 1 版第 20 次印刷

购书咨询：010-64518888　　　售后服务：010-64518899
网　　址：http://www.cip.com.cn
凡购买本书，如有缺损质量问题，本社销售中心负责调换。

定　　价：**19.00 元**

本书编写人员

主 编

李兴广　张　珊　姜昭妍

编写人员

（按姓氏笔画排序）

田鹏飞　李兴广　李宇哲

李秀岭　杨毅玲　张　珊

张惠敏　林　燕　姜秀新

姜昭妍　谢春娥

编写说明

　　《中医课程速记丛书》是以普通高等教育国家级规划教材为蓝本，采用七言或五言歌诀形式编著，概括了中医基础课程的内容精要，并以内容注释形式囊括了教学大纲要求掌握的全部内容。

　　方剂学是全国中医院校专业课程体系中的主干课程，是中医中药专业本专科学生毕业考试、全国硕士研究生入学考试和全国执业医师、药师资格考试的必考科目。该门课程内容繁多，难于记忆，如何快速简便地学习记忆该门课程是师生普遍关心的问题。本书按照教材的框架体系将每个方剂（标★为教学大纲要求掌握的方剂，标☆为熟悉的方剂）的组成应用等知识点编成歌诀，执简驭繁，荟精萃要，朗朗上口，使人乐于习诵，便于记忆。读者只需熟读背诵数句简单上口的歌诀，便可以迅速掌握复杂的方剂组成应用，本书可作为中医院校本专科学生的应试助学参考书，对于刚步入临床的初级医师也有很好的借鉴价值。

　　由于编者知识和经验有限，本书难免存在不足之处，请同行及读者多多批评指正。

编者

2015 年 12 月

目 录

第三章　泻下剂 / 17

第四章　和解剂 / 28

第五章　清热剂 / 34

第六章 祛暑剂 / 52

第七章 温里剂 / 56

第八章　表里双解剂 / 65

第九章　补益剂 / 70

第十章　固涩剂 / 88

第十五章　治风剂 / 130

第十六章　治燥剂 / 139

第十七章　祛湿剂 / 146

第十八章　祛痰剂 / 162

第十九章 消食剂 / 171

第二十章 驱虫剂 / 176

第二十一章 涌吐剂 / 178

索 引 / 179

第一章 方剂概论

第一节 八 法

> 方剂八法首心悟，汗下温清和消补，
> 更有一法是涌吐，辨病施法功效收。

即汗、吐、下、和、温、清、消、补八法，系由清代医家程钟龄在其著作《医学心悟·医门八法》中首先提出。其具体内容如下。

(1) 汗法　汗法是通过开泄腠理、调畅营卫、宣发肺气等作用，使在表的外感之邪随汗而解的方法，除治疗外感六淫之邪所致的表证外，还可治疗一切腠理闭塞，营卫郁滞的寒热无汗，或腠理疏松，虽有汗出但寒热不解的病证，如麻疹初起，疹点隐而不透；水肿腰以上肿甚；疮疡初起而有恶寒发热；疟疾、痢疾而有寒热表证等。

(2) 吐法　吐法是通过涌吐的方法，使停留在咽喉、胸膈、胃脘的痰涎、宿食或毒物从口中吐出的方法。适用于中风痰壅，宿食壅阻胃脘，毒物尚在胃中，痰涎壅盛之癫狂、喉痹，及干霍乱等，然此法易伤胃气，故体虚气弱、妇人胎前和新产后慎用。

(3) 下法　下法是通过泻下，使停留于胃肠的宿食、燥屎、冷积、瘀血、结痰、停水等从下窍而出，以祛邪除病的方法。适用于邪在肠胃而致大便不通、燥屎内结，或热结旁流，以及停痰留饮、瘀血积水等形症俱实之证。

（4）和法　和法是通过和解或调和的方法，使半表半里之邪，或脏腑、阴阳、表里失和之证得以解除的方法，适用于邪犯少阳、肝脾不和、肠寒胃热、气血营卫失和之证。

（5）温法　温法是通过温里祛寒的作用，使在里之寒邪得以消散的方法，适用于脏腑的陈寒痼冷，寒饮内停，寒湿不化以及阳气衰微等。

（6）清法　清法是通过清热、泻火、解毒、凉血等作用，使在里之热邪得以解除的方法，适用于里热证、火证、热毒证及虚热证等。

（7）消法　消法是通过消食导滞、行气活血、化痰利水、驱虫等法，使气、血、痰、食、水、虫等渐积形成之邪渐消缓散的方法。适用于饮食停滞、气滞血瘀、癥瘕积聚、水湿内停、痰饮不化、疳积虫积以及疮疡痈肿等。

（8）补法　补法是通过补养的方法，恢复人体正气，以主治各种虚弱证候的方法。

第二节　方剂的组成

方剂组成有奇巧，君臣主病主证和，

佐为助药佐制反，使药引经兼和药。

一首方子，其中的药物，按其作用，可分为君、臣、佐、使药。君药指针对主病或主证起主要治疗作用的药物。臣药有两种含义：一指辅助君药加强治疗主病或主证作用的药物；二指针对重要的兼病或兼证起主要治疗作用的药物。佐药有三种含义：一佐助药，指配合君药、臣药以加强治疗作用，或直接治疗次要兼证的药物；二佐制药，即用以消除或减弱君、臣药的毒性，或能制约君、臣药峻烈之性的药物；三反佐药，即病重邪甚，可能拒药时，配用与君药性味相反而又能在治疗中起相成作用的药物，以防止药病格拒。使药，有两种含义：一指引经药，即能引领方中诸药至特定病所的药物；二调和药，即具有调和方中诸药作用的药物。

第二章 解表剂

● 【含义】解表剂指以解表药为主组成，具有发汗、解肌、透疹等作用，用于治疗表证的方剂。

● 【功用】解表剂主要用于六淫外邪侵袭人体肌表，肺卫所致的表证，凡风寒外感或温病初起，以及麻疹、疮疡、水肿、痢疾等病初之时，见恶寒、发热、头痛、身疼、苔薄白、脉浮者，均可用解表剂治疗，分为辛温解表、辛凉解表、扶正解表三类。

第一节　辛温解表剂

辛温解表剂，适用于风寒表证，可见恶寒发热、头身疼痛，鼻塞流涕，咳喘、苔薄白，脉浮紧或浮缓等。常用药物有麻黄、桂枝、羌活、苏叶、防风等。代表方如麻黄汤、大青龙汤、桂枝汤等。

1. 麻黄汤 ★ 《伤寒论》

麻黄汤中用桂枝，杏仁甘草四般施，

发热恶寒头项痛，喘而无汗服之宜。

【组成用量】麻黄去节,三两（9克）　桂枝二两（6克）　杏

仁去皮尖,七十个（9 克）　甘草炙,一两（3 克）

【功用】发汗解表，宣肺平喘。

【主治】外感风寒表实证。症见恶寒发热、头身疼痛、无汗而喘，舌苔薄白，脉浮紧。

【组方特点】本方麻黄、桂枝相须为用，乃辛温发汗之精当配伍；又以麻黄、杏仁相伍，体现了宣中有降，适合肺性之法。

【使用注意】本方为辛温发汗之峻剂，当中病即止，不可过服。

2. 大青龙汤 ☆《伤寒论》

大青龙汤桂麻黄，杏草石膏姜枣藏，

太阳无汗兼烦躁，散寒清热此方良。

【组成用量】麻黄去节,六两（12 克）　桂枝二两（6 克）甘草炙,二两（6 克）　杏仁去皮尖,四十粒（6 克）　石膏如鸡子大,碎（18 克）　生姜三两（9 克）　大枣十二枚,擘（6 克）

【功用】发汗解表，兼清里热。

【主治】1. 外感风寒，内有郁热证。恶寒发热，头身疼痛。不汗出而烦躁，脉浮紧。

2. 溢饮。身体疼痛，或四肢浮肿，恶寒身热，无汗，烦躁，脉浮紧。

【组方特点】本方寒温并用，表里同治，重在辛温发汗。

【使用注意】本方发汗之功居解表方剂之冠，故一服得汗者，应停后服，以防过剂，"汗出多者，温粉扑之"。

【鉴别】大青龙汤与麻黄汤均可治疗外感风寒表实证，同用麻黄、桂枝辛温解表发汗。然大青龙汤系由麻黄汤倍用麻黄、甘草，减少杏仁用量，再加石膏、生姜、大枣而成。证属风寒重证，兼内有郁热，故方中配以辛甘大寒之石膏以清解内热；且倍用麻黄以确保其发汗之力；减杏仁用量，乃因无喘逆之症。

3. 桂枝汤 ★ 《伤寒论》

桂枝汤治太阳风，芍药甘草枣生姜，
解肌发表调营卫，汗出恶风此方功。

【组成用量】桂枝 去皮, 三两（9克）　芍药 三两（9克）　甘草 炙, 二两（6克）　生姜 切, 三两（9克）　大枣 擘, 十二枚（6克）

【功用】解肌发表，调和营卫。

【主治】外感风寒表虚证。症见恶风发热、汗出头痛、鼻鸣干呕、苔白不渴、脉浮缓或浮弱。

【组方特点】本方发散与酸收相配，使散中有收，汗不伤正；且助阳药与益阴药同用，以阴阳兼顾，营卫并调。

【使用注意】本方的服法首先是"适寒温"，"服已须臾，啜热稀粥"，借水谷之精气，充养中焦，不但易为酿汗，更可使外邪速去而不致重感。同时"温覆令一时许"，即是避风助汗之意。待其"遍身微似有汗"，是肺胃之气已和，津液得通，营卫和谐，腠理复固，故云"益佳"。

【鉴别】麻黄汤和桂枝汤同属辛温解表之剂，皆可用治外感风寒表证。然麻黄汤因麻、桂相须，并佐杏仁，则发汗散寒力强，兼能宣肺平喘，为辛温发汗之重剂，主治外感风寒表实证之恶寒发热而无汗喘咳；桂枝汤为桂、芍配用，并佐姜、枣，则发汗解表之力逊，但有调和营卫之功，为辛温解表之和剂，主治外感风寒表虚证之恶风发热而有汗。

4. 九味羌活汤 ★《此事难知》

> 九味羌活用防风，细辛苍芷与川芎，
>
> 黄芩生地同甘草，三阳解表宜变通。

【组成用量】羌活(9克)　防风(9克)　苍术(9克)细辛(3克)　川芎(6克)　香白芷(6克)　生地黄(6克)黄芩(6克)　甘草(6克)

【功用】发汗祛湿，兼清里热。

【主治】外感风寒湿邪，内有蕴热证。症见恶寒发热、无汗、头痛项强、肢体酸楚疼痛、口苦微渴，舌苔白或微黄，脉浮或浮紧。

【组方特点】本方辛温升散与寒凉清热合用，"以升散诸药而臣以寒凉，则升者不峻；以寒凉之药而君以升散，则寒者不滞。"

5. 小青龙汤 ★《伤寒论》

> 小青龙汤治水气，喘咳呕哕渴利慰，
>
> 姜桂麻黄芍药甘，细辛半夏兼五味。

【组成用量】麻黄_{去节,三两}(9克)　芍药_{三两}(9克)　细辛_{三两}（3克）　干姜_{三两}（6克）　甘草_{炙,三两}（6克）　桂枝_{去皮,三两}（9克）　五味子_{半升}（9克）　半夏_{洗,半升}（9克）

【功用】解表散寒，温肺化饮。

【主治】外寒内饮证。症见恶寒发热、头身疼痛，无汗、喘咳、痰涎清稀而量多，胸痞，或干呕，或痰饮咳喘，不得平卧，或身体疼痛，头面四肢浮肿，苔白滑，脉浮。

【组方特点】本方升散与酸收相伍，则散中有收；温化与敛肺相配，令开中有阖，使之散不伤正，收不留邪。

6. 止嗽散 ☆《医学心悟》

止嗽散用百部菀，白前桔草荆陈研，
宣肺疏风止咳痰，姜汤调服不必煎。

【组成用量】桔梗_炒　荆芥　紫菀_蒸　百部_蒸　白前_{蒸,各二斤}（各12克）　甘草_{炒,十二两}（4克）　陈皮_{水洗,去白,一斤}（6克）

【功用】宣利肺气，疏风止咳。

【主治】风邪犯肺之咳嗽证。症见咳嗽咽痒、咯痰不爽，或微恶风发热，苔薄白，脉浮缓。

第二节　辛凉解表剂

辛凉解表剂，适用于风热表证，症见发热、微恶风寒、头痛、咽痛、咳嗽、口渴、舌尖红、苔薄黄、脉浮数等；常用药有薄荷、牛蒡子、桑叶、菊花等辛凉解表药，银花、连翘等清热解毒药，桔梗、杏仁等宣降肺气药物。

代表方剂有银翘散、桑菊饮、麻黄杏仁石膏甘草汤等。

1. 银翘散 ★ 《温病条辨》

> 银翘散主上焦痾，竹叶荆蒡豉薄荷，
> 甘桔芦根凉解法，风温初感此方宜。
> 咳加杏贝渴花粉，热甚栀芩次第施。

【组成用量】连翘一两（30克） 银花一两（30克） 苦桔梗六钱（18克） 薄荷六钱（18克） 竹叶四钱（12克） 生甘草五钱（15克） 芥穗四钱（12克） 淡豆豉五钱（15克） 牛蒡子六钱（18克）

【功用】辛凉透表，清热解毒。

【主治】温病初起。症见发热、微恶风寒、无汗或有汗不畅、头痛口渴、咳嗽咽痛，舌尖红、苔薄白或薄黄，脉浮数。

【组方特点】本方于辛凉之中少佐辛温之品，既利透邪，又不悖辛凉之旨；且疏散风邪与清热解毒相配，构成疏清兼顾，以疏为主之剂。

【使用注意】方中药物多为芳香轻宣之品，不宜久煎，"过煮则味厚而入中焦矣"。

2. 桑菊饮 ★ 《温病条辨》

> 桑菊饮中桔梗翘，杏仁甘草薄荷饶，
> 芦根为引轻清剂，热盛阳明入母膏。

【组成用量】桑叶二钱五分（7.5克） 菊花一钱（3克）

杏仁二钱（6克）　连翘一钱五分（5克）　薄荷八分（2.5克）　苦桔梗二钱（6克）　生甘草八分（2.5克）　苇根二钱（6克）

【功用】疏风清热，宣肺止咳。

【主治】风温初起，邪客肺络证。症见但咳，身热不甚、口微渴、脉浮数。

【组方特点】本方一以轻清之品，疏散风热以除表证；二以辛苦之品，宣肃肺气以止咳嗽。

【使用注意】因本方为"辛凉轻剂"，故肺热著者，当适当加味，以免病重药轻，难以胜病。

【鉴别】银翘散与桑菊饮中均有连翘、桔梗、甘草、薄荷、芦根五药，功能辛凉解表而治温病初期。但银翘散用银花配伍荆芥、豆豉、牛蒡子、竹叶，解表清热之力强，为"辛凉平剂"；桑菊饮用桑叶、菊花配伍杏仁，肃肺止咳之力大，而解表清热逊于银翘散，故为"辛凉轻剂"。

3. 麻黄杏仁甘草石膏汤 ★《伤寒论》

> 仲景麻杏甘石汤，辛凉宣肺清热良，
> 邪热壅肺喘咳急，有汗无汗均可尝。

【组成用量】麻黄去节,四两（9克）　杏仁去皮尖,五十个（9克）　甘草炙,二两（6克）　石膏碎,绵裹,半斤（18克）

【功用】辛凉疏表，清肺平喘。

【主治】外感风邪，邪热壅肺证。症见身热不解、有汗或无汗、喘逆气急、甚则鼻煽、口渴、苔薄白或黄、脉浮而数。

【组方特点】本方辛温与寒凉相伍，共成辛凉之剂，宣肺而不助热，清肺而不凉遏。

【鉴别】麻杏甘石汤与麻黄汤皆用麻黄、杏仁、甘草而治喘咳。但前方主治之喘咳，证属表邪入里化热，壅遏于肺，故去麻黄汤桂枝之温，以麻黄配石膏，清热宣肺为主，兼以解表祛邪；后方主治之喘咳，系风寒束表，肺气失宣所致，故以麻黄配桂枝，相须为用，发汗解表为主，兼以宣肺平喘。二方仅一药之差，然功用及主治证病机却大相径庭，仲景精于遣药配伍，于此可窥其一斑。

4. 柴葛解肌汤 ☆ 《伤寒六书》

陶氏柴葛解肌汤，邪在三阳热势张，
芩芍桔草姜枣芷，羌膏解表清热良。

【组成用量】柴胡（6克）　干葛（9克）　甘草（3克）黄芩（6克）　羌活（3克）　白芷（3克）　芍药（6克）　桔梗（3克）　生姜（3片）　大枣（2枚）　石膏（12克）

【功用】解肌清热。

【主治】外感风寒，郁而化热证。症见恶寒渐轻，身热增盛，无汗头痛，目疼鼻干，心烦不眠，咽干耳聋，眼眶痛，舌苔薄黄，脉浮微洪。

【组方特点】本方温清相伍，三阳并举，表里同治，重在疏泄透散。

【使用注意】原书各药均未注用量，但用法中注明石膏为一钱，表明入里之热不甚，用量不宜过大，免大寒之性，有碍辛凉之品解肌疏散。

5. 升麻葛根汤 ☆ 《太平惠民和剂局方》

> 《局方》升麻葛根汤，芍药甘草合成方，
>
> 麻疹初期出不透，解肌透疹此方良。

【组成用量】升麻　白芍药　甘草炙,各十两（6克）　葛根十五两（9克）

【功用】解肌透疹。

【主治】麻疹初起。疹发不出，身热头痛，咳嗽，目赤流泪，口渴，舌红，苔薄而干，脉浮数。

【组方特点】本方辛凉与酸甘合法，主以升散清解，少佐酸敛益阴，共成透解之方。

【使用注意】若麻疹已透，或疹毒内陷而见气急而粗，喘息抬肩，鼻翼煽动者，则当禁用。

第三节　扶正解表剂

扶正解表剂，适用于正气不足而又感受外邪所致的表证。正虚，指气、血、阴、阳不足。治疗上需扶正祛邪，双管齐下。在药物配伍上此类方多解表药和补益气、血、阴、阳药物同用。代表方有败毒散、麻黄附子细辛汤、加减葳蕤汤等。

1. 败毒散 ★ 《太平惠民和剂局方》

> 人参败毒茯苓草，枳桔柴前羌独芎，
>
> 薄荷少许姜三片，时行感冒有奇功。

【组成用量】柴胡_{洗,去芦}　前胡　川芎　枳壳　羌活　独活　茯苓　桔梗_炒　人参_{各一两}（各 6 克）　甘草_{半两}（3 克）

【功用】散寒祛湿，益气解表。

【主治】气虚外感风寒湿证。症见憎寒壮热、头痛项强、肢体酸痛、无汗、鼻塞声重、咳嗽有痰、胸膈痞满、舌苔白腻、脉浮而按之无力。

【组方特点】本方以解表为主，佐以益气，扶正以助祛邪，祛邪而不伤正。

2. 参苏饮 ☆ 《太平惠民和剂局方》

> 参苏饮内用陈皮，枳壳前胡半夏齐，
> 干葛木香甘桔茯，气虚外感此方宜。

【组成用量】人参　紫苏叶　干葛_洗　半夏_{汤洗七次,姜汁制炒}　前胡_{去苗}　茯苓_{去皮,各三分}（各 9 克）　枳壳_{去瓤,麸炒}　桔梗_{去芦}　木香　陈皮_{去白}　甘草_{炙,各半两}（各 6 克）

【功用】益气解表，理气化痰。

【主治】气虚外感风寒，内有痰湿证。症见恶寒发热、无汗、头痛鼻塞、咳嗽痰白、胸脘满闷、倦怠无力、气短懒言、苔白脉弱。

【组方特点】本方发散风寒药配伍益气健脾药，散补并行，则散不伤正，补不留邪；且化痰药与理气药同用，使气行痰消，津行气畅。

【鉴别】参苏饮与败毒散皆佐入人参，治气虚外感风寒之证。然败毒散以羌活、独活等为主以治风寒夹湿之表证；而参苏饮以苏叶、葛根配半夏、陈皮等治外感风寒而有痰湿之证。

3. 再造散 ☆ 《伤寒六书》

再造散用参芪甘，桂附羌防芎芍参，

细辛加枣煨姜煎，阳虚无汗法当谙。

【组成用量】黄芪(6克)　人参(3克)　桂枝(3克)
甘草(1.5克)　熟附子(3克)　细辛(2克)　羌活(3克)
防风(3克)　川芎(3克)　煨生姜(3克)

【功用】助阳益气，解表散寒。

【主治】阳气虚弱，外感风寒表证。症见恶寒发热，热轻寒重，无汗肢冷，倦怠嗜卧，面色苍白，语声低微，舌淡苔白，脉沉无力或浮大无力。

【组方特点】本方解表药与益气助阳药同用，助阳益气，助正达邪，且汗不伤正，补不碍邪。

4. 麻黄细辛附子汤 ☆ 《伤寒论》

麻黄细辛附子汤，发表温经两法彰，

若非表里相兼治，少阴反热曷能康。

【组成用量】麻黄去节,二两(6克)　附子炮,去皮,一枚,破八片(9克)　细辛二两(3克)

【功用】助阳解表。

【主治】素体阳虚，外感风寒表证。症见发热，恶寒甚剧，其寒不解，神疲欲寐，脉沉微。

【组方特点】本方以散寒解表与温里助阳合法，辛温并用，散不伤正，助阳解表。

【鉴别】麻黄细辛附子汤与再造散均用附子、细辛，皆能助阳解表，用治阳虚外感风寒表证。但麻黄细辛附子汤药仅三味，主治阳虚感寒、太少两感之证；再造散不用麻黄，取羌、防、桂、辛及参、芪、附等助阳益气之品相合，散寒解表与助阳益气兼顾，兼具调和营卫之功，故用治阳虚气弱、复感风寒之证。

5. 加减葳蕤汤 ☆ 《重订通俗伤寒论》

> 加减葳蕤用白薇，豆豉生葱桔梗随，
>
> 草枣薄荷共八味，滋阴发汗此方魁。

【组成用量】生葳蕤二钱至三钱（9克）　生葱白二枚至三枚（6克）　桔梗一钱至钱半（4.5克）　东白薇五分至二钱（3克）　淡豆豉三钱至四钱（12克）　苏薄荷一钱至钱半（4.5克）　炙甘草五分（1.5克）　红枣二枚

【功用】滋阴解表。

【主治】阴虚外感风热证。症见头痛身热，微恶风寒，无汗或有汗不多，咳嗽，心烦，口渴咽干，舌红脉数。

【组方特点】本方辛凉解表与甘平养阴合法，汗不伤阴，滋不碍邪。

6. 葱白七味饮 ☆ 《外台秘要》

> 葱白七味外台方，新豉葛根与生姜，
>
> 麦冬生地千扬水，血虚外感最相当。

【组成用量】葱白连根切,一升(9克)　干葛切,六合(9克)　新豉一合(6克)　生姜切,二合(6克)　生麦门冬去心,六合(9克)　干地黄六合(9克)　劳水八升,以勺扬之一千遍。

【功用】养血解表。

【主治】血虚外感风寒证。病后阴血亏虚,调摄不慎,感受外邪,或失血(吐血、便血、咳血、衄血)之后,复感风寒,头痛身热,微寒无汗。

【组方特点】本方发散解表与滋阴养血合法,邪正兼顾,汗不伤血。

【使用注意】服法中有服药后"相去行八九里,如觉欲汗,渐渐复之",意为不可温覆过早,以免汗出过多。

【鉴别】葱白七味饮与加减葳蕤汤均系滋阴养血药与解表散邪药同用之方。葱白七味饮系补血药与辛温解表药并用,为治血虚外感风寒证之代表方,临床应用以头痛身热、恶寒无汗、舌淡苔白、脉虚缓,兼见血虚或失血病史为主要依据;而加减葳蕤汤是补阴药与辛凉解表药合用,为治阴虚外感风热证之代表方,临床应用以身热头痛、微恶风寒、心烦口渴、舌红脉数为用方指征。

第三章 泻下剂

● 【含义】泻下剂指以泻下药为主组成，具有通便、泄热、攻积、逐水等作用，用以治疗里实热证的方剂。

● 【功用】治疗里实证。凡因燥屎内结、冷积不化、瘀血内停、宿食不消、结痰停饮、虫积之脘腹胀满、腹痛拒按、大便秘结或泻利、苔厚、脉沉实等属里实证者，均可用泻下剂治疗。可分为寒下、温下、润下、逐水和攻补兼施五类。年老体弱、孕妇、产后、或正值经期、病后伤津或亡血者，慎用或禁用，全在临证权衡。泻下剂易伤胃气，因此应中病即止，同时注意用药时少食或忌食油腻或不易消化食物。

第一节　寒下剂

寒下剂，适用于里热积滞实证。症见大便秘结，腹部或胀或满或痛，甚或潮热，舌苔黄厚，脉实等。常用寒下药大黄、芒硝等为主组成方剂，同时配伍行气与活血祛瘀药。代表方有大承气汤、大陷胸汤、大黄牡丹汤。

1. 大承气汤 ★ 《伤寒论》

> 大承气汤用硝黄，大黄枳实厚朴饶，
>
> 去硝名曰小承气，调胃承气硝黄草。

【组成用量】大黄_{酒洗,四两}（12克）　厚朴_{去皮,炙,半斤}（24克）　枳实_{炙,五枚}（12克）　芒硝_{三合}（9克）

【功用】峻下热结。

【主治】（1）阳明腑实证。症见大便不通，频转矢气，脘腹痞满，腹痛拒按，按之硬，甚则潮热谵语，手足濈然汗出，舌苔黄燥起刺，或焦黑燥裂，脉沉实。

（2）热结旁流证。症见下利清水，色纯青，其气臭秽，脐腹疼痛，按之坚硬有块，口舌干燥，脉滑实。

（3）里热实证之热厥、痉病、发狂者。

【组方特点】本方泻下与行气并重，泻下以利行气，行气以助泻下，相辅相成，共成峻下热结之最佳配伍。

【使用注意】先煎枳、朴，后下大黄，汤成去滓后溶入芒硝。本方药力峻猛，应中病即止，慎勿过剂。

2. 大陷胸汤 ★ 《伤寒论》

> 大陷胸汤用硝黄，甘遂一克效力强，
>
> 擅疗热实结胸证，泻热逐水效专长。

【组成用量】大黄_{去皮,六两}（10克）　芒硝_{一升}（10克）　甘遂_{一钱匕}（1克）

【功用】泻热逐水。

【主治】大结胸证。心下疼痛，拒按，按之硬，或心下至少腹硬满疼痛而痛不可近，大便秘结，日晡潮热，或短气烦躁，舌上燥而渴，脉沉紧，按之有力。

【组方特点】本方寒下药与峻下逐水药并用，力大势猛，功专效宏，使水饮邪热从二便分利而去，为泻热逐水之峻剂。

【使用注意】煎药时，应先煎大黄。本方药力峻猛，中病即止，以防过剂伤正；素体虚弱者慎用本方。

【鉴别】大陷胸汤与大承气汤同为寒下峻剂，皆用大黄、芒硝，但主治、配伍及用法上有明显差异。大承气汤主治里实热结于胃肠之中，燥屎在肠，必借枳实、厚朴的推荡之力，大黄后下以求"生者行速"之功；大陷胸汤主治水热互结于胸腹之间，结滞在胃，故用甘遂逐饮之长，大黄先煎以求"熟者行迟"，是"治上者治宜缓"之意。

3. 大黄牡丹汤 ★ 《金匮要略》

> 金匮大黄牡丹汤，桃仁瓜子芒硝裹，
>
> 肠痈初起腹按痛，苔黄脉数服之康。

【组成用量】大黄四两（12克）　丹皮一两（3克）　桃仁五十个（9克）　冬瓜仁半升（30克）　芒硝三合（9克）

【功用】泻热破瘀，散结消肿。

【主治】肠痈初起，湿热瘀滞证。症见右少腹疼痛拒按，或右足屈伸痛甚，甚则局部肿痞，小便自调，或时时发热，自汗恶寒，舌苔薄腻而黄，脉滑数。

【组方特点】本方泻下、清利、破瘀合方，以通为用，使湿热瘀毒从肠道而祛，共成泻热逐瘀之法。

【使用注意】肠痈溃后以及老人、孕妇、产后，均应忌用。

第二节　温下剂

温下剂，具有温里散寒、通便止痛的作用，适用于里寒积滞实证。症见大便秘结，脘腹胀满，腹痛喜温，手足不温，甚或厥冷，脉沉紧等。方中常用泻下药大黄、巴豆等与温里药附子、干姜、细辛等配伍。若兼有脾气不足者，尚可适当配伍补气药如人参、甘草等。代表方有大黄附子汤、温脾汤。

1. 大黄附子汤 ☆ 《金匮要略》

> 大黄附子金匮汤，散寒通便止痛良，
> 细辛三味同煎服，功专温下妙非常。

【组成用量】大黄三两（9克）　附子炮,三枚（12克）　细辛二两（3克）

【功用】温里散寒，通便止痛。

【主治】寒积里实证。症见腹痛便秘，或胁下偏痛，发热，畏寒肢冷，舌苔白腻，脉弦紧。

【组方特点】本方寒凉泻下与辛热助阳并用，乃"温下"剂之基本配伍。

【使用注意】方中附子用量应超过大黄，以达到温里散寒，泻结行滞之目的。

2. 温脾汤 ★ 《备急千金要方》

温脾参附与干姜，甘草当归硝大黄，

寒热并行治寒积，脐腹绞结痛非常。

【组成用量】当归　干姜各三两（各 9 克）　附子　人参　芒硝各二两（各 6 克）　大黄五两（15 克）　甘草二两（6 克）

【功用】攻下冷积，温补脾阳。

【主治】阳虚冷积证。症见便秘腹痛，脐周绞痛，手足不温，苔白不渴，脉沉弦而迟。

【组方特点】本方以温补阳气与攻下寒积两法合方，寓攻于补，温下相成。

【鉴别】温脾汤与大黄附子汤同属温下剂，组成中均有大黄、附子，皆具温阳泻下，攻下寒积之功，用治寒积腹痛便秘。但温脾汤又伍以当归、干姜、人参、芒硝、甘草，寓温补于攻下之中，下不伤正，主治脾阳不足、冷积阻滞之便秘腹痛，证属虚中夹实；大黄附子汤以大黄、附子配细辛，通便止痛，辛温宣通力强，主治寒积腹痛之里实证。

3. 三物备急丸 ☆ 《金匮要略》

三物备急巴豆研，干姜大黄不需煎，

卒然腹痛因寒积，速投此方急救先。

【组成用量】大黄一两（30 克）　干姜一两（30 克）　巴豆去皮心,熬,外研如脂,一两（30 克）

【功用】攻下寒积。

【主治】寒实腹痛。症见卒然心腹胀痛，痛如锥刺，气急口噤，大便不通。

【组方特点】本方辛热峻下与苦寒泻下合法，相反相成，共成急攻之温下峻剂。

【使用注意】本方重在攻除冷积，服药后或吐或泻，是邪去之象。若服药后不下，或下之不快，可服热粥以助药力，巴豆毒性较大，对胃肠刺激较强，当依据病情轻重选择剂量。孕妇、年老体弱者，均当慎用。若服用本方后泻下较剧烈，可以食用冷粥止泻。

第三节　润下剂

润下剂，具有润肠通便的功用，适用于津枯肠燥所致大便秘结证。症见大便干结，小便短赤，舌红苔黄燥，脉滑数；常用滋润滑肠药如麻仁、柏子仁、杏仁等；代表方有麻子仁丸、五仁丸、济川煎等。

1. 麻子仁丸（脾约丸）★　《伤寒论》

> 麻子仁丸小承气，杏芍麻仁治便秘，
> 　　胃热津亏解便难，润肠通便脾约济。

【组成用量】麻子仁二升（20克）　芍药半斤（9克）　枳实半斤（9克）　大黄一斤（12克）　厚朴炙,半斤（9克）　杏仁去皮尖,熬,别作脂,一升（10克）

【功用】润肠泄热，行气通便。

【主治】脾约证。症见大便干结、小便频数，脘腹胀痛，舌红苔黄，脉数。

【组方特点】本方泻下与润肠并举，泻而不峻，下不伤正。

【使用注意】服用时应从小剂量逐渐增加，以取效为度，不宜常服。本方含有攻下破滞之品，故孕妇、年老及血虚津亏便秘者，仍应慎用。

2. 五仁丸 ☆《世医得效方》

> 五仁柏子杏仁桃，松仁陈皮郁李饶，
>
> 炼蜜为丸米饮下，润肠通便效力高。

【组成用量】桃仁_{一两}（15克）　杏仁_{麸炒,去皮尖,一两}（15克）　柏子仁_{半两}（5克）　松子仁_{一钱二分半}（9克）　郁李仁_{炒,一钱}（5克）　陈皮_{另研末,四两}（15克）

【功用】润肠通便。

【主治】津枯便秘证。症见大便干燥，艰涩难出，以及年老或产后血虚便秘。

【组方特点】本方以质润之"仁"合而成方，润行相合，以润燥为药；肠肺同调，以滑肠为主。

【使用注意】方中桃仁、郁李仁均能活血，故孕妇慎用。

3. 济川煎 ☆《景岳全书》

> 济川归膝肉苁蓉，泽泻升麻枳壳从，
>
> 肾虚津亏肠中燥，寓通于补法堪宗。

【组成用量】当归_{三至五钱}（9～15克） 牛膝_{二钱}（6克）肉苁蓉_{酒洗去咸,二至三钱}（6～9克） 泽泻_{一钱半}（4.5克） 升麻_{五分至七分或一钱}（1.5～3克） 枳壳_{一钱}（3克）

【功用】温肾益精，润肠通便。

【主治】肾虚便秘。症见大便秘结，小便清长，腰膝酸冷，舌淡苔白，脉沉迟。

【组方特点】本方寓润下与温补之中，寄升清于降浊之内，乃寓通于补之剂。

第四节 逐水剂

逐水剂，适用于水饮壅盛于里的实证。常见胸胁引痛或水肿腹胀，二便不利，脉实有力等症。常用大戟、芫花、甘遂、牵牛子等峻下逐水药为主组成方剂。代表方如十枣汤、禹功散等。

1. 十枣汤 ★ 《伤寒论》

十枣逐水效甚夸，大戟甘遂与芫花，
悬饮内停胸胁痛，大腹肿满用无差。

【组成用量】芫花_熬 甘遂 大戟_{各等份}

【功用】攻逐水饮。

【主治】（1）悬饮。咳唾胸胁引痛，心下痞硬，干呕短气，头痛目眩，或胸背掣痛不得息，舌苔白滑，脉沉弦。

（2）水肿。一身悉肿，尤以身半以下为重，腹胀喘满，二便不利，脉沉实。

【组方特点】本方峻下逐水之中，寓甘缓补中之法，共成正邪兼顾而以峻泄攻逐为主之剂。

【使用注意】本方服用乃"三药"为末，枣汤送服；"平旦"空腹服之；从小剂量始，据证递加；"得快下利后"，停后服，"糜粥自养"。因其逐水之力峻猛，只宜暂用，不可久服；孕妇忌服。

2. 禹功散 ☆ 《儒门事亲》

> 儒门事亲禹功散，牵牛茴香一同研，
>
> 行气逐水又通便，姜汁调下阳水疸。

【组成用量】黑牵牛头末，四两（12克）　小茴香炒，一两（3克）

【功用】逐水通便，行气消肿。

【主治】阳水。症见遍身水肿，腹胀喘满，大便秘结，小便不利，脉沉有力。

【组方特点】本方逐水通便之中，佐以辛散行气之法，共成通利二便，逐水行气之剂。

【使用注意】孕妇及年老体弱者慎用。

第五节　补兼施剂

攻补兼施剂，适用于里实正虚证。可见腹满便秘，身热口渴，或兼神倦少气，或口干唇燥，舌红苔黄或焦黄，脉虚或细数。常用大黄、芒硝等攻下药与人参、当归、生地、玄参、麦冬等补益药配伍组成方剂。代表方如黄龙汤、增液承气汤等。

1. 黄龙汤 ☆ 《伤寒六书》

> 黄龙汤枳朴硝黄，参归甘桔枣生姜，
>
> 阳明腑实气血弱，攻补兼施效力强。

【组成用量】大黄（9克）　芒硝（6克）　枳实（9克）厚朴（9克）　甘草（3克）　人参（6克）　当归（6克）　桔梗（3克）　生姜（3片）　大枣（2枚）

【功用】泻下热结，益气养血。

【主治】阳明腑实，气血不足证。症见心下硬痛，下利清水，色纯青，或大便秘结，腹痛拒按，身热口渴，谵语神昏，神倦少气，舌苔焦黄，脉虚。

【组方特点】本方峻下热结与补益气血并用，攻补兼施，逐邪扶正。

【使用注意】本方虽为攻补兼施之剂，但其攻下之力较强，使用时要辨证准确，注意气血虚衰程度，合理选用补益药物。

2. 增液承气汤 ☆ 《温病条辨》

> 增液承气用黄硝，玄参麦地五药挑，
>
> 热结阴亏大便秘，增液行舟此方宜。

【组成用量】玄参一两（30克）　麦冬连心，八钱（24克）细生地八钱（24克）　大黄三钱（9克）　芒硝一钱五分（5克）

【功用】滋阴增液，泄热通便。

【主治】阳明热结阴亏证。症见大便秘结，下之不通，脘腹胀满，口干唇燥，舌红苔黄，脉细数。

【组方特点】本方重用养阴之品与寒下之品相伍，攻补兼施，共成"增水行舟"之剂。

【使用注意】津液不足，无水舟停者，《温病条辨》主张先服增液汤，再不下者，再服增液承气汤。方中玄参、生地黄、麦冬用量宜重。否则难达"增水行舟"之功。本方虽攻补兼施，但毕竟含有大黄、芒硝克伐之品，不宜久服，中病即止。

第四章 和 解 剂

● 【含义】凡具有和解少阳、调和肝脾、调和寒热等作用，治疗伤寒邪在少阳、肝脾不和、寒热错杂的方剂。

● 【功用】治疗少阳证、肝脾不和证、肠胃不和证、表里同病等证。根据病证的病机和方剂功用特点，分为和解少阳、调和肝脾、调和肠胃、表里双解。

第一节 和解少阳

和解少阳剂，适用于邪在少阳证。症见往来寒热，胸胁苦满，默默不欲饮食，心烦喜呕，以及口苦，咽干，目眩，脉弦等。常用柴胡或青蒿与黄芩相配为主组方，兼有气虚者，佐以益气扶正之品，并防邪陷入里；兼有湿邪者，佐以通利湿浊之品，导邪下泄。代表方如小柴胡汤、蒿芩清胆汤等。

1. 小柴胡汤 ★ 《伤寒论》

小柴胡汤和解供，半夏人参甘草从，

更用黄芩加姜枣，少阳百病此为宗。

【组成用量】柴胡半斤（24克）　黄芩三两（9克）　人参三两（9克）　甘草炙,三两（9克）　半夏洗,半升（9克）　生姜切,三两（9克）　大枣擘,十二枚（4枚）

【功效】和解少阳。

【主治】（1）伤寒少阳证。往来寒热，胸胁苦满，默默不欲饮食，心烦喜呕，口苦，咽干，目眩，舌苔薄白，脉弦者。

（2）妇人中风，热入血室。经水适断，寒热发作有时。

（3）疟疾、黄疸等病而见少阳证者。

【组方特点】本方柴胡、黄芩相合，乃和解少阳法之基本配伍；且升降并用，邪正兼顾。

【使用注意】原方"去滓再煎"，使汤液之量更少，药性更为醇和。小柴胡汤为和剂，服药后或不经汗出而病解，或见汗而愈。《伤寒论》云："上焦得通，津液得下，胃气因和，身濈然汗出而解。"若少阳病证经误治损伤正气，或患者素体正气不足，服用本方后，可见先寒战后发热而汗出之"战汗"，属正气来复，祛邪外出之征。

2. 蒿芩清胆汤 ★ 《通俗伤寒论》

> 俞氏蒿芩清胆汤，陈皮半夏竹茹襄，
> 赤苓枳壳兼碧玉，湿热轻宣此方良。

【组成用量】青蒿脑钱半至二钱（4.5～6克）　淡竹茹三钱（9克）　仙半夏钱半（4.5克）　赤茯苓三钱（9克）　青子芩钱半至三钱（4.5～9克）　生枳壳钱半（4.5克）　陈广皮钱半

（4.5克）　碧玉散(滑石、甘草、青黛)包,三钱(9克)

【功效】清胆利湿，和胃化痰。

【主治】少阳湿热痰浊证。症见寒热如疟，寒轻热重，口苦膈闷，吐酸苦水，或呕黄涎而黏，甚则干呕呃逆，胸胁胀痛，小便黄少，舌红苔白腻，间现杂色，脉数而右滑左弦者。

【组方特点】本方以清透为主，降利共施，畅少阳之枢机，化湿郁之痰浊。

【鉴别】蒿芩清胆汤与小柴胡汤均能和解少阳，用于邪在少阳，症见往来寒热、胸胁不适者。但小柴胡汤以柴胡、黄芩配人参、大枣、炙甘草，和解中兼有益气扶正之功，宜于邪踞少阳、胆胃不和、胃虚气逆者；蒿芩清胆汤以青蒿、黄芩配赤茯苓、碧玉散，于和解之中兼有清热利湿、理气化痰之效，宜于少阳胆热偏重，兼有湿邪痰浊者。

3. 截疟七宝饮 ☆ 《杨氏家藏方》

> 截疟七宝草果仁，常山槟朴草青陈，
> 疟发频频邪气盛，截痰燥湿此方珍。

【组成用量】常山　陈橘皮白不去　青橘皮白不去　槟榔　草果子仁　甘草炙　厚朴去粗皮,生姜汁制,各等分(各6克)

【功效】燥湿祛痰，理气截疟。

【主治】痰湿疟疾。症见寒热往来，数发不止，舌苔白腻，脉弦滑浮大。并治食疟，不服水土，山岚瘴气，寒热如疟等。

【组方特点】本方集截疟、祛痰、燥湿、行气之品于一方，属祛邪之剂，邪去则正安。

第二节　调和肝脾

调和肝脾剂，适用于肝脾不和的病证。其证多由肝气郁结，横犯脾土，或因脾虚不充，肝失疏泄，而肝木乘脾，以致脘腹胸胁胀痛，神疲食少，月经不调，腹痛泄泻，手足不温等。常用疏肝理气药如柴胡、枳壳、陈皮等，与健脾药如白术、茯苓、甘草等配伍组方。代表方如四逆散、逍遥散、痛泻要方等。

1. 四逆散 ★ 《伤寒论》

四逆散里用柴胡，芍药枳实甘草须，

此是阳郁成厥逆，疏肝理脾奏效奇。

【组成用量】甘草炙　枳实破,水渍,炙干　柴胡　芍药各十分（各6克）

【功效】透邪解郁，疏肝理脾。

【主治】（1）阳郁厥逆证。手足不温，或腹痛，或泄利下重，脉弦。

（2）肝脾不和证。胁肋胀闷，脘腹疼痛，脉弦等。

【组方特点】本方调和肝脾，舒畅气机，且升降同用，气血并调。

【鉴别】四逆散与小柴胡汤同为和解剂，同用柴胡、甘草。但小柴胡汤用柴胡配黄芩，解表清热之力较强；四逆散则柴胡配枳实，升清降浊、舒肝理脾作用较著。故小柴胡汤为和解少阳的代表方，四逆散则为调和肝脾的基础方。

2. 逍遥散 ★ 《太平惠民和剂局方》

> 逍遥散用归芍柴，苓术甘草姜薄偕，
> 疏肝养血兼理脾，丹栀加入热能排。

【组成用量】甘草 微炙赤,半两（4.5 克）　当归 去苗,锉,微炒 茯苓 去皮,白者　芍药　白术　柴胡 去苗,各一两（各 9 克）

【功效】疏肝解郁，养血健脾。

【主治】肝郁血虚脾弱证。症见两胁作痛，头痛目眩，口燥咽干，神疲食少，或往来寒热，或月经不调，乳房胀痛，脉弦而虚者。

【组方特点】本方肝脾同调，以疏肝为主；气血兼顾，以理气为重。如此配伍，可使木郁达之，则脾弱得复，血虚得养。

3. 痛泻要方 ☆ 《丹溪心法》

> 痛泻要方用陈皮，术芍防风共成剂，
> 肠鸣泄泻又腹痛，治在抑肝与扶脾。

【组成用量】白术 炒,三两（9 克）　芍药 炒,二两（6 克）　炒陈皮 两半（4.5 克）　防风 一两（3 克）

【功效】补脾柔肝，祛湿止泻。

【主治】脾虚肝郁之痛泻证。症见肠鸣腹痛，大便泄泻，泻必腹痛，泻后痛缓，舌苔薄白，脉两关不调，弦而缓者。

【组方特点】本方补脾燥湿为主，柔肝止痛为辅，药性平和，共调肝脾。

第三节　调和寒热剂

调和寒热剂，主治寒热互结于中焦，升降失常，而致心下痞满，恶心呕吐、肠鸣下利等症。常以半夏、干姜、黄连、黄芩等辛开苦降药为主组成方剂，兼佐人参、大枣、甘草等益气和中之品而成。代表方有半夏泻心汤。

半夏泻心汤　★《伤寒论》

半夏泻心黄连芩，干姜甘草与人参，

大枣合之治虚痞，法在降阳而和阴。

【组成用量】半夏洗,半升（12克）　黄芩　干姜　人参各三两（各9克）　黄连一两（3克）　大枣擘,十二枚（4枚）甘草炙,三两（9克）

【功效】寒热平调，散结除痞。

【主治】寒热互结之痞证。症见心下痞，但满而不痛，或呕吐，肠鸣下利，舌苔腻而微黄。

【组方特点】寒热互用以和其阴阳，苦辛并进以调其升降，补泻兼施以顾其虚实。

第五章 清热剂

● **【含义】** 凡以清热药为主组成,具有清热、泻火、凉血、解毒等作用,用于治疗里热证的方剂,统称清热剂。属于"八法"中的"清法"。

● **【功用】** 主治里热证,可分为清气分热、清营凉血、清热解毒、清脏腑热、清热祛暑、清虚热六类。

● **【使用注意】** 清热剂的应用原则,是表证已解、里热虽盛,但尚未结实。此外,还须注意,一辨别热证所在部位;二辨别热证真假;三辨别热证虚实;四对于邪热炽盛,服凉药入口即吐者,可凉药热服或加用少量热药;五要防寒凉药内伤中阳。

第一节 清气分热剂

清气分热剂,主治热在气分证。症见身热不恶寒,反恶热、多汗、口渴饮冷、舌红苔黄、脉数有力等症。常用石膏与知母等为主组成方剂;代表方有白虎汤、竹叶石膏汤等。

1. 白虎汤 ★ 《伤寒论》

> 白虎膏知甘草粳，气分大热此方清，
>
> 热渴汗出脉洪大，人参加入气津生。

【组成用量】石膏一斤,碎（50克）　知母六两（18克）　甘草二两,炙（6克）　粳米六合（9克）

【功效】清热生津。

【主治】阳明气分热盛证。症见壮热面赤，烦渴引饮，汗出恶热，脉洪大有力。

【组方特点】本方辛甘大寒与苦寒滋润相伍，清热而不伤阴；寒凉之中，少佐甘温之品，以和中护胃，使寒不伤中，且有益胃生津之效。

【使用注意】表证未解之无汗发热，口不渴者；或脉见浮细或沉者；或血虚发热，脉洪不胜重按者；或真寒假热之阴盛格阳证等均不可误用。

2. 竹叶石膏汤 ☆ 《伤寒论》

> 竹叶石膏汤人参，麦冬半夏甘草临，
>
> 更加粳米同煎服，暑烦热渴脉虚寻。

【组成用量】竹叶二把（6克）　石膏一斤（50克）　半夏半升,洗（9克）　麦门冬一升,去心（20克）　人参二两（6克）　甘草二两,炙（6克）　粳米半升（10克）

【功效】清热生津，益气和胃。

【主治】伤寒、温病、暑病余热未清，气津两伤证。症见身热多汗，心胸烦闷，气逆欲呕，口干喜饮，或虚烦不寐，舌红苔少，脉虚数。

【组方特点】本方清热与益气养阴并用，祛邪扶正兼顾，清而不寒，补而不滞，实为清补两顾之剂。

【鉴别】白虎汤、竹叶石膏汤均以石膏为君，具清热生津之功。白虎汤主治气分热盛之证，为正盛邪实，里热内炽，故用石膏、知母之重剂，重在清热；竹叶石膏汤为余热未清，气阴已伤，故去苦寒质润之知母，加竹叶以助石膏清其余热并除烦，人参、麦冬益气生津，半夏和胃降逆，而成清补兼施之剂。

第二节　清营凉血剂

清营凉血剂，适用于邪热传营，热入血分诸证。症见身热夜甚，神烦少寐，时有谵语，或斑疹隐隐等；热入血分则见出血，发斑，如狂，谵语，舌绛起刺等。组方多用水牛角、生地等药清营凉血为主。清营分热常配伍银花、连翘、竹叶透热转气。热入血分，多配丹参、赤芍等散瘀凉血药，使止血而不留瘀。代表方有清营汤、犀角地黄汤等。

1. 清营汤 ★ 《温病条辨》

清营汤治热传营，脉数舌绛辨分明，
犀角银翘玄连竹，丹麦清热更护阴。

【组成用量】犀角三钱（水牛角代，30克）　生地黄五钱（15克）　元参三钱（9克）　竹叶心一钱（3克）　麦冬三钱（9

克）　丹参二钱（6克）　黄连一钱五分（5克）　银花三钱（9克）
连翘二钱，连心用（6克）

【功效】清营解毒，透热养阴。

【主治】热入营血证。症见身热夜甚，神烦少寐，时
有谵语，目常喜开或喜闭，口渴或不渴，斑疹隐隐，脉
数，舌绛而干。

【组方特点】本方以清营解毒为主，配以养阴生津和
透热转气之法，使入营之邪透出气分而解。

【使用注意】应用本方尤当注重舌诊，以舌绛而干为
要。原著云："舌白滑者，不可与也"。

2. 犀角地黄汤 ★ 《外台秘要》

> 犀角地黄芍药丹，血升胃热火邪干，
> 斑黄阳毒皆堪治，或益柴芩总伐肝。

【组成用量】犀角一两（水牛角代，30克）　生地黄八两
（24克）　芍药三两（12克）　牡丹皮二两（9克）

【功效】清热解毒，凉血散瘀。

【主治】热入血分证。症见身热谵语，斑色紫黑，或
吐血、衄血、便血、尿血，舌深绛起刺，脉数，或喜忘如
狂，漱水不欲咽，大便色黑易解。

【组方特点】本方凉血与活血散瘀并用，以凉血解毒
为重，使热清血宁而无耗血动血之虑、凉血止血又无冰伏
留瘀之弊。

【鉴别】犀角地黄汤和清营汤均以犀角、生地为主，
以治热入营血证。但清营汤是在清热凉血中伍以金银花、

连翘等轻清宣透之品，寓有"透热转气"之意，适用于邪初入营尚未动血之证；犀角地黄汤配伍芍药、丹皮泄热散瘀，寓有"凉血散血"之意，用治热入血分，而见耗血、动血之证。

第三节　气血两清剂

气血两清剂，适用于疫毒或热毒充斥内外，气血两燔之证。症见以气分热盛为主之大热烦渴，以血热妄行为主之吐衄、发斑，以热毒内陷为主的神昏谵语等。常以清气分药与凉血解毒药及清热解毒药为主组方。代表方如清瘟败毒饮等。

清瘟败毒饮 ★ 《疫诊一得》

清瘟败毒地连芩，丹石栀甘竹叶寻，
犀角玄翘知芍桔，气血两清火毒劫。

【组成用量】生石膏大剂六两至八两（180～240克）；中剂二两至四两（60～120克）；小剂八钱至一两二钱（24～36克） 小生地大剂六钱至一两（18～30克）；中剂三钱至五钱（9～15克）；小剂二钱至四钱（6～12克）；乌犀角（水牛角代）大剂六钱至八钱（18～24克）；中剂三钱至四钱（10～15克）；小剂二钱至四钱（6～12克） 真川连大剂六钱至八钱（18～24克）；中剂二钱至四钱（6～12克）；小剂一钱至钱半（3～4.5克） 生栀子　桔梗　黄芩　知母　赤芍　玄参　连翘　竹叶　甘草　丹皮（各6克）

【功效】清热解毒，凉血泻火。

【主治】温病气血两燔证。症见大热渴饮，头痛如劈，干呕狂躁，谵语神糊，视物昏花，或发斑疹，或吐血、衄血，四肢或抽搐，或厥逆，舌绛唇焦，脉沉细而数，或沉数，或浮大而数。

【组方特点】本方乃合白虎汤、犀角地黄汤、黄连解毒汤三方之法而成，但以白虎汤大剂甘寒清气分热为主，辅以泻火解毒、凉血救阴法。

第四节　清热解毒剂

清热解毒之剂，适用于瘟疫、温毒或疮疡疔毒等证。三焦火毒炽盛可见烦热、错语、吐衄、发斑、疔毒痈疡等；胸膈热聚可见身热面赤、胸膈烦热、口舌生疮、便秘溲赤等。此类方中常以黄芩、黄连、连翘、蒲公英等清热解毒泻火药物为主组成。若便秘溲赤，可配伍芒硝、大黄以导热下行。疫毒发于头面红肿者，可在清热解毒药中配伍辛凉疏散之品，如牛蒡子、薄荷、僵蚕等；热在气分则配伍泻火药；热在血分则配伍凉血药。代表方有黄连解毒汤、凉膈散、普济消毒饮、仙方活命饮。

1. 黄连解毒汤　★　《外台秘要》

> 黄连解毒汤四味，黄芩黄柏栀子备，
> 躁狂大热呕不眠，吐衄斑黄皆可为。

【组成用量】黄连三两（9克）　黄芩　黄柏各二两（各6克）　栀子擘，十四枚（9克）

【功效】泻火解毒。

【主治】三焦火毒热盛证。症见大热烦躁，口燥咽干，错语不眠；或热病吐血、衄血；或热甚发斑，身热下利，湿热黄疸；外科痈疡疔毒，小便黄赤，舌红苔黄，脉数有力。

【组方特点】本方苦寒直折，泻火解毒，上下俱清，三焦兼顾。

【使用注意】本方为大苦大寒之剂，久服或过量服用易伤脾胃，故非火盛者不宜使用。

2. 凉膈散 ☆ 《太平惠民和剂局方》

> 凉膈硝黄栀子翘，黄芩甘草薄荷饶，
> 竹叶蜜煎疗膈上，中焦燥实服之消。

【组成用量】川大黄　朴硝　甘草_{炙，各二十两}（各 12 克）山栀子仁　薄荷_{去梗}　黄芩_{各十两}（各 6 克）　连翘_{二斤半}（25 克）

【功效】泻火通便，清上泄下。

【主治】上、中二焦火热证。症见烦躁口渴，面赤唇焦，胸膈烦热，口舌生疮，或咽痛吐衄，便秘溲赤，或大便不畅，舌红苔黄，脉滑数。

【组方特点】本方清上与泄下并行。泻下以清泄胸膈郁热，所谓"以泻代清"之意。

【使用注意】本方虽有通腑之力，然其治重在胸膈之热，而不在大便之秘，即使无大便秘结，但胸膈灼热如焚者，亦可用之。

3. 普济消毒饮 ★ 《东垣试效方》

> 普济消毒芩连鼠，玄参甘桔蓝根侣，
>
> 升柴马勃连翘陈，薄荷僵蚕为末咀，
>
> 或加人参及大黄，大头天行力能御。

【组成用量】黄芩　黄连各半两（各 15 克）　人参三钱（9
克）　橘红去白　玄参　生甘草　连翘　鼠黏子　板蓝
根　马勃各一钱（各 3 克）　白僵蚕炒、七分（2 克）　升麻七分（2
克）　柴胡二钱（6 克）　桔梗二钱（6 克）

【功效】清热解毒，疏风散邪。

【主治】大头瘟。症见恶寒发热，头面焮痛，目不能
开，咽喉不利，舌燥口渴，舌红苔白兼黄，脉浮数有力。

【组方特点】本方苦寒清泻与辛凉升散并用，清中有
散，降中有升，药至病所，火郁发之。

4. 仙方活命饮 ☆ 《校注妇人良方》

> 仙方活命金银花，防芷归陈草芍加，
>
> 贝母花粉兼乳没，穿山角刺酒煎佳，
>
> 一切痈毒能溃散，溃后忌服用勿差。

【组成用量】白芷　贝母　防风　赤芍药　当归尾
甘草　皂角刺炒　穿山甲炙　天花粉　乳香　没药各一钱
（各 6 克）　金银花　陈皮各三钱（各 9 克）

【功效】清热解毒，消肿溃坚，活血止痛。

【主治】痈疡肿毒初起。症见红肿焮痛，或身热凛寒，

苔薄白或黄，脉数有力。

【组方特点】本方清解之中寓活血祛瘀之法，佐辛透散结之品消未成之脓，纳决痈消坚之物溃已成之脓。

【使用注意】本方用于痈肿未溃之前，若已溃者不宜；且性偏寒凉，阴证疮疡忌用。

5. 五味消毒饮 ☆ 《医宗金鉴》

> 五味消毒治诸疔，银花野菊蒲公英，
>
> 紫花地丁天葵子，煎加酒服效非轻。

【组成用量】金银花三钱（30克）　野菊花　蒲公英
紫花地丁　紫背天葵子各一钱二分（各12克）

【功用】清热解毒，消散疔疮。

【主治】火毒结聚之痈疖疔疮证。症见疔疮初起，发热恶寒，疮形如粟，坚硬根深，其状如铁钉，以及痈疡疖肿，局部红、肿、热、痛，舌红苔黄，脉数。

【组方特点】本方以同类相须之法，唯取清解消疔之力。

【使用注意】"疔无散法"，本方治疗不宜加用发散之品。

6. 四妙勇安汤 ☆ 《验方新编》

> 四妙勇安金银花，玄参当归甘草加，
>
> 清热解毒兼活血，热毒脱疽效堪夸。

【组成用量】金银花　玄参各三两（各90克）　当归二两

（60 克）　甘草——两（30 克）

【功用】清热解毒，活血止痛。

【主治】热毒炽盛之脱疽证。症见患肢黯红微肿灼热，疼痛剧烈，久则溃烂腐臭，甚则脚趾节节脱落，延及足背，烦热口渴，舌红，脉数。

【组方特点】本方清热解毒之中，寓养血活血之意，法取药少量大，药力专一之长。

【使用注意】本方服法独特，"一连十剂……药味不可少"，旨在示人服用本方一则要大剂连服，二则不可缺味，如此，方能获药精力宏之妙。

【鉴别】四妙勇安汤与仙方活命饮、五味消毒饮均为治疗阳证疮疡之常用方，皆具清热解毒之功。然仙方活命饮为痈肿初起之要方，尚有疏风活血、软坚散结之功；五味消毒饮独重清热解毒，其力为三方之冠，善消散疔毒；而四妙勇安汤药少量大力专，且须连服，尚兼扶正之意，主治脱疽之热毒炽盛者。

第五节　清脏腑热剂

清脏腑热剂，适用于邪热偏盛某一脏腑所产生的火热证候。用药上，心经火盛则用黄连、栀子、莲子心、木通等泻火清心；肝胆实火则用龙胆草、夏枯草、青黛等以泻火清肝；肺中有热则用黄芩、桑白皮、石膏、知母等以清肺泻热；热在脾胃则用石膏、黄连等以清胃泻热；热在大肠则用白头翁、黄连、黄柏等以清肠解毒。代表方有导赤散、龙胆泻肝汤、泻白散、清胃散、芍药汤、白头翁汤等。

1. 导赤散 ★ 《小儿药证直诀》

> 导赤生地与木通，草梢竹叶四般攻，
> 口糜淋痛小肠火，引热同归小便中。

【组成用量】生地黄　木通　生甘草梢各等份（各6克）

【功效】清心利水养阴。

【主治】心经火热证。症见心胸烦热，口渴面赤，意欲饮冷，以及口舌生疮；或心热移于小肠，症见小溲赤涩刺痛，舌红，脉数。

【组方特点】本方甘寒与苦寒相合，滋阴而不恋邪，利水而不伤阴，泻火而不伐胃，以适小儿稚阴稚阳、易寒易热、易虚易实之体。

2. 龙胆泻肝汤 ★ 《医方集解》

> 龙胆泻肝栀芩柴，生地车前泽泻偕，
> 木通甘草当归合，肝经湿热力能排。

【组成用量】龙胆草酒炒（6克）　黄芩炒（9克）　栀子酒炒（9克）　泽泻（12克）　木通（6克）　当归酒炒（3克）生地黄酒炒（9克）　柴胡（6克）　生甘草（6克）　车前子（6克）

【功效】清泻肝胆实火，清利肝经湿热。

【主治】（1）肝胆实火上炎证。症见头痛目赤，胁痛，口苦，耳聋，耳肿等，舌红苔黄，脉弦数有力。

（2）肝胆湿热下注证。症见阴肿，阴痒，阴汗，小便淋浊，或妇女带下黄臭等，舌红苔黄腻，脉弦数有力。

【组方特点】本方清利并行，既清肝胆实火，又利肝经湿热；泻中有补，清泻渗利之中寓滋阴养血之功；降中寓升，苦寒降泄之中又寓疏畅升达气机之效。

3. 左金丸 ☆ 《丹溪心法》

左金莱连六一丸，肝经火郁吐吞酸，
再加芍药名戊己，热泻热痢服之安。

【组成用量】黄连六两（18克）　吴茱萸一两（3克）

【功用】清肝泄火，降逆止呕。

【主治】肝火犯胃证。症见胁肋胀痛，嘈杂吞酸，呕吐口苦，脘痞嗳气，舌红苔黄，脉弦数。

【组方特点】本方辛开苦降，寒热并投，以苦寒为主，泻火而不致凉遏，温降而不助火邪；肝胃同治，以清泻肝火为主，肝火得清则胃气自降。

4. 泻白散 ★ 《小儿药证直诀》

泻白桑皮地骨皮，甘草粳米四般宜，
参茯知芩皆可入，肺热喘嗽此方奇。

【组成用量】地骨皮　桑白皮炒，各一两（各30克）　甘草炙，一钱（3克）

【功效】清泻肺热，止咳平喘。

【主治】肺热喘咳证。症见气喘咳嗽，皮肤蒸热，日晡尤甚，舌红苔黄，脉细数。

【组方特点】本方主以甘寒，清中有润，泻中寓补，培土生金，祛邪不伤正，清泻肺中伏火以适稚阴娇脏之性。

【使用注意】本方药性平和，尤宜于正气未伤，伏火不甚者。

5. 苇茎汤 ☆《外台秘要》引《古今录验方》

> 千金苇茎生薏仁，桃仁瓜瓣四味临，
>
> 吐咳肺痈痰秽浊，凉营清气自生津。

【组成用量】苇锉一升（60克）　薏苡仁半升（30克）　桃仁去皮、尖、二仁者，五十枚（9克）　瓜瓣半升（24克）

【功效】清肺化痰，逐瘀排脓。

【主治】肺痈，热毒壅滞，痰热互结证。症见身有微热，咳嗽痰多，甚则咳吐腥臭脓血，胸中隐隐作痛，舌红苔黄腻，脉滑数。

【组方特点】本方药性平和，清化于上，降渗于下，凉而不散，利不伤正。

【使用注意】方中苇茎一药，现临证多用芦根，而鲜有用茎者，似古今用药之差异。瓜瓣一药，《张氏医通》认为"瓜瓣即甜瓜子"，后代常以冬瓜子代瓜瓣，其功用相近。

【鉴别】苇茎汤与泻白散均具有清肺止咳之功，用治肺热咳嗽之证。但苇茎汤既能清热化痰以止咳，又善逐瘀排脓而消痈，故主治热毒壅肺、痰瘀互结之肺痈，见咳吐腥臭脓血，胸中疼痛，舌红苔黄腻，脉滑数者；而泻白散偏于清泻肺热，且甘寒清热而不伤阴，用治肺有伏火郁热，见咳嗽气喘、皮肤蒸热、日晡尤甚，舌红苔黄、脉细数者。

6. 清胃散 ★ 《脾胃论》

> 清胃散用升麻连，当归生地牡丹全，
>
> 或加石膏清胃热，口疮吐衄与牙宣。

【组成用量】生地黄　当归身各三分（各6克）　牡丹皮半钱（9克）　黄连六分,夏月倍之（6克）　升麻一钱（9克）

【功效】清胃凉血。

【主治】胃火牙痛。症见牙痛牵引头疼，面颊发热，其齿喜冷恶热；或牙宣出血；或牙龈红肿溃烂；或唇舌颊腮肿痛；口气热臭，口干舌燥，舌红苔黄，脉滑数。

【组方特点】本方清热与凉血并用，苦降与升散同施，养阴与泻火兼顾，但以清降为主。

7. 玉女煎 ☆ 《景岳全书》

> 玉女煎用地膝兼，石膏知母麦冬全，
>
> 阴虚胃火牙痛效，去膝地生温热痊。

【组成用量】石膏三至五钱（9～15克）　熟地三至五钱或一两（9～30克）　麦冬二钱（6克）　知母　牛膝各一钱半（各5克）

【功效】清胃热，滋肾阴。

【主治】胃热阴虚证。症见头痛，牙痛，齿松牙衄，烦热干渴，舌红苔黄而干。亦治消渴，消谷善饥等。

【组方特点】本方清胃滋肾并用，相伍而成清润之剂，但以清阳明胃热为主，并佐引热下行之法。

【鉴别】玉女煎与清胃散同治胃热牙痛。但清胃散重在清胃火，以黄连为君，属苦寒之剂；配伍升麻，意在升散解毒，兼用生地、丹皮等凉血散瘀之品；功能清胃凉血，主治胃火炽盛之牙痛、牙宣等症。玉女煎清胃热而滋肾阴，用石膏为君；配伍熟地、知母、麦冬等滋阴之品，属清润之剂；功能清胃滋肾，主治胃火旺而肾水不足之牙痛及牙宣诸症。

8. 芍药汤 ★ 《素问病机气宜保命集》

> 芍药芩连与锦纹，桂甘槟木及归身，
> 别名导气除甘桂，枳壳加之效若神。

【组成用量】芍药一两（30克）　当归半两（15克）　黄连半两（15克）　槟榔　木香　甘草炒,各二钱（各6克）　大黄三钱（9克）　黄芩半两（15克）　官桂二钱半（5克）

【功效】清热燥湿，调气和血。

【主治】湿热痢疾。症见腹痛，便脓血，赤白相兼，里急后重，肛门灼热，小便短赤，舌苔黄腻，脉弦数。

【组方特点】本方清热燥湿与和营缓急并举，纳温通于苦燥之内，相反相成；且寓调和气血、"通因通用"之法。

【使用注意】痢疾初起有表证者忌用。

9. 白头翁汤 ★ 《伤寒论》

> 白头翁汤治热痢，黄连黄柏佐秦皮，
> 清热解毒并凉血，赤多白少脓血医。

【组成用量】白头翁二两（15克）　黄柏三两（12克）　黄连三两（6克）　秦皮三两（12克）

【功效】清热解毒，凉血止痢。

【主治】热毒痢疾。症见腹痛，里急后重，肛门灼热，下痢脓血，赤多白少，渴欲饮水，舌红苔黄，脉弦数。

【组方特点】本方主以清热解毒凉血之法，少兼收涩之义，共成止痢之剂。

【鉴别】白头翁汤与芍药汤同为治痢之方。但白头翁汤主治热毒血痢，乃热毒深陷血分，功能清热解毒、凉血止痢，使热毒解，痢止而后重自除；芍药汤治下痢赤白，属湿热痢，而兼气血失调证，治以清热燥湿与调和气血并进，且取"通因通用"之法，使"行血则便脓自愈，调气则后重自除"。

第六节　清虚热剂

清虚热剂，适用于热病后期，此时邪留未尽，阴液已伤，症见暮热早凉，舌红少苔；或由肝肾阴虚，以致骨蒸潮热或久热不退的虚热证。此类方中常以滋阴清热药鳖甲、知母、生地与清透伏热药青蒿、秦艽、银柴胡、地骨皮等配合成方。代表方有青蒿鳖甲汤、清骨散、当归六黄汤等。

1. 青蒿鳖甲汤 ★《温病条辨》

青蒿鳖甲地知丹，热伏阴分仔细看，
夜热早凉无汗出，养阴透热服之安。

【组成用量】青蒿二钱（6克） 鳖甲五钱（15克） 细生地四钱（12克） 知母二钱（6克） 丹皮三钱（9克）

【功效】养阴透热。

【主治】温病后期，邪伏阴分证。症见夜热早凉，热退无汗，舌红苔少，脉细数。

【组方特点】本方滋清相伍，邪正兼顾，养阴而不恋邪，清热而不伤阴，为清中有透，"先入后出"之剂。

2. 清骨散 ★《证治准绳》

清骨散用银柴胡，胡连秦艽鳖甲辅，

地骨青蒿知母草，骨蒸劳热保无虞。

【组成用量】银柴胡一钱五分（5克） 胡黄连 秦艽 鳖甲醋炙 地骨皮 青蒿 知母各一钱（各3克） 甘草五分（2克）

【功用】清虚热，退骨蒸。

【主治】肝肾阴虚，虚火内扰证。症见骨蒸潮热，或低热日久不退，形体消瘦，唇红颧赤，咽干盗汗，或口渴心烦，舌红少苔，脉细数。

【组方特点】本方集退热除蒸之品于一方，重在清透伏热以治标，兼顾滋养阴液以治本。

3. 当归六黄汤 ★《兰室秘藏》

当归六黄二地黄，芩连芪柏共兼尝，

滋阴泻火兼固表，阴虚火旺盗汗良。

【组成用量】当归 生地黄 黄芩 黄柏 黄连 熟地黄各等份（各 6 克） 黄芪加一倍（12 克）

【功用】滋阴泻火，固表止汗。

【主治】阴虚火扰盗汗。症见发热盗汗，面赤心烦，口干唇燥，大便干结，小便短赤，舌红，脉数。

【组方特点】本方滋阴与泻火并进，标本兼顾，使阴固而水能制火，热清则耗阴无由；且益气固表与育阴泻火相配，育阴泻火为主，益气固表为辅，以使营阴内守，卫外固密。

第六章　祛暑剂

● **【含义】** 祛暑剂是以祛暑清热药或祛暑化湿药为主组成，具有祛暑散邪的作用。

● **【功用】** 用以治疗夏月暑热证。分为祛暑解表剂、祛暑利湿剂、祛暑益气剂三类。

第一节　祛暑解表剂

祛暑解表剂，适用于夏月外感风寒，暑湿伤中证。常以香薷等解表祛暑药为主组方。代表方如香薷散。

香薷散 ★ 《太平惠民和剂局方》

> 三物香薷豆朴先，散寒化湿功效兼，
> 若益银翘豆易花，新加香薷祛暑兼。

【组成用量】 香薷_{一斤}（10克）　白扁豆_{微炒}　厚朴_{去粗皮,姜汁炙熟,各半斤}（各6克）

【功用】 祛暑解表，化湿和中。

【主治】 阴暑证。症见恶寒发热，头身疼痛，无汗，腹痛吐泻，胸脘痞闷，舌苔白腻，脉浮。

【组方特点】 本方以辛温表散与芳化苦燥之品配伍，

外能散邪以解表，内能化湿和脾胃。

第二节　祛暑利湿剂

祛暑利湿剂，适用于感暑夹湿证。症见身热烦渴，胸脘痞闷，小便不利或泄泻等。多以滑石、茯苓、泽泻等利湿药为主组方。代表方如六一散、桂苓甘露散等。

1. 六一散 ★ 《黄帝素问宣明论方》

六一散用滑石草，解肌行水兼清燥，
益元碧玉与鸡苏，砂黛薄荷加之好。

【组成用量】滑石六两（18克）　甘草一两（3克）

【功用】清暑利湿。

【主治】暑湿证。症见身热烦渴，小便不利，或泄泻。

【组方特点】本方药性平和，清热而不留湿，利水而不伤阴。

2. 桂苓甘露饮 ★ 《黄帝素问宣明论方》

桂苓甘露猪苓膏，术泽寒水滑石草，
清暑化气又利湿，发热烦渴吐泻消。

【组成用量】茯苓去皮,一两（30克）　甘草炙,二两（60克）
白术半两（15克）　泽泻一两（30克）　官桂去皮,二两（15克）
石膏二两（60克）　寒水石二两（60克）　滑石四两（120克）
猪苓半两（15克）

【功用】祛暑清热，化气利湿。

【主治】暑湿证。症见发热头痛，烦渴引饮，小便不利及霍乱吐下。

【组方特点】本方寒热共用，清不至于助湿伤脾，温不至于助暑化热，但其配伍用药，究以清热利湿之力较大，故对暑湿俱盛，症情较重者适宜。

【使用注意】本方清热与化湿并用，故于单纯感受暑热者不宜。

【鉴别】桂苓甘露散与六一散均治暑湿证。但六一散药少力薄，宜于暑湿轻证；桂苓甘露散清暑利湿之力较大，宜于暑湿俱盛，证情较重者。

第三节　祛暑益气剂

祛暑益气剂，适用于外感暑热，津气两伤证。症见身热烦渴，倦怠少气，汗多脉虚等症。常以祛暑清热药如西瓜翠衣与益气养阴药如西洋参、麦冬等相伍组方。代表方如清暑益气汤等。

清暑益气汤　★　《温热经纬》

王氏清暑益气汤，善治中暑气阴伤，
洋参冬斛荷瓜翠，连竹知母甘粳襄。

【组成用量】西洋参（5克）　石斛（15克）　麦冬（9克）　黄连（3克）　竹叶（6克）　荷梗（15克）　知母（6克）　甘草（3克）　粳米（15克）　西瓜翠衣（30克）

【功用】清暑益气，养阴生津。

【主治】暑热气津两伤证。症见身热汗多，口渴心烦，小便短赤，体倦少气，精神不振，脉虚数。

【组方特点】本方清补并用，邪正兼顾，使热清而不伤阴，补虚而不恋邪。

【鉴别】清暑益气汤与竹叶石膏汤均能清解暑热，益气生津；用于外感暑热，气津两伤证。但清暑益气汤用西瓜翠衣、荷梗等，其清暑养阴生津之力较强，常用于感暑受热，气津两伤的体倦少气、汗多脉虚者；而竹叶石膏汤用石膏、竹叶等药，其清热和胃之效偏优，多用于热病之后，余热未尽，气阴两伤的呕逆虚烦者。

第七章　温里剂

● 【含义】凡以温热药为主组成，具有温阳助里、散寒通脉等作用，以祛除脏腑经络间寒邪，治疗里寒证的方剂，称为温里剂。

● 【功用】治疗寒在脏腑经络的里寒证。临床多以但寒不热，喜温畏寒，神疲肢冷，口淡不渴，小便清长，舌淡苔白，脉沉紧、沉弦或沉迟为表现特征。根据具体功用又可分为温中祛寒、回阳救逆、温经散寒三类。

第一节　温中祛寒剂

温中祛寒剂，适用于中焦虚寒证。症见脘腹疼痛，呕恶下利，不思饮食，肢体倦怠，手足不温，苔白滑，脉沉细或沉迟等。常由辛热温里散寒药如干姜、吴茱萸、桂枝等配伍甘温补气药人参、白术等为主组成。代表方如理中丸、小建中汤、吴茱萸汤、大建中汤等。

1. 理中丸 ★ 《伤寒论》

理中丸主理中乡，甘草人参术干姜，
呕利腹痛阴寒盛，或加附子总扶阳。

【组成用量】人参　干姜　炙甘草　白术_{各三两}（各9克）

【功用】温中祛寒，补气健脾。

【主治】脾胃虚寒证，症见脘腹冷痛，喜温喜按，呕吐便溏，脘痞食少，畏寒肢冷，口淡不渴，舌质淡苔白润，脉沉细或沉迟无力；阳虚失血证，症见便血、吐血、衄血或崩漏等，血色暗淡，质清稀面色㿠白，神疲气短，脉沉细或虚大无力；中阳不足，阴寒上乘之胸痹；脾气虚寒，不能摄津之病后多涎唾，中阳虚损，土不荣木之小儿慢惊等。

【组方特点】本方主入中州，温补合法，纳补气健脾于温中散寒之内，共成以温为主之剂。

【使用注意】本方临证服后，当饮热粥，且温覆"勿发揭衣被"。药后当觉腹中似有热感，若"腹中未热"，则应适当加量，"益至三四丸"，或易为汤剂。

2. 小建中汤 ★ 《伤寒论》

小建中汤芍药多，桂枝甘草姜枣和，
更加饴糖补中脏，虚劳腹痛服之瘥。

【组成用量】桂枝_{去皮,三两}（9克）　甘草_{炙,二两}（6克）大枣_{擘,十二枚}（4枚）　芍药_{六两}（18克）　生姜_{切,三两}（9克）胶饴_{一升}（30克）

【功用】温中补虚，和里缓急。

【主治】中焦虚寒，肝脾失调，阴阳不和证。症见脘腹拘急疼痛，时发时止，喜温喜按；或心中悸动，虚烦不宁，面色无华；兼见手足烦热，咽干口燥，舌淡苔白，脉细弦。

【组方特点】本方重在甘温，兼用阴柔，温中补虚，柔肝理脾；且辛甘与酸甘并用，滋阴和阳，营卫并调。

【使用注意】呕家，或中满者，不宜使用。

【鉴别】小建中汤与理中丸皆为温中祛寒之剂。但理中丸纯用温补，以温中健脾为主；小建中汤则温补之中配以调理肝脾之品，重在温中补虚、缓急止痛。

3. 吴茱萸汤 ★ 《伤寒论》

> 吴茱萸汤人参枣，重用生姜温胃好，
>
> 阳明寒呕少阴利，厥阴头痛皆能保。

【组成用量】吴茱萸洗，一升（9克）　人参三两（9克）　生姜切，六两（18克）　大枣擘，十二枚（4枚）

【功用】温中补虚，降逆止呕。

【主治】肝寒犯胃证或中虚胃寒证。症见食谷欲呕，畏寒喜热，或胃脘痛，吞酸嘈杂；或厥阴头痛，干呕吐涎沫；或少阴吐利，手足逆冷，烦躁欲死。

【组方特点】本方肝、肾、胃三经同治，温、降、补三法并施；但以温降为主。

4. 大建中汤 ★ 《金匮要略》

> 大建中汤建中阳，蜀椒干姜参饴糖，
>
> 阴盛阳虚腹冷痛，温补中焦止痛强。

【组成用量】蜀椒_{炒去汗,二合}（6克）　干姜_{四两}（12克）人参_{二两}（6克）

【功用】温中补虚，缓急止痛。

【主治】中阳虚衰，阴寒内盛之脘腹疼痛。心胸中大寒痛，呕不能食，腹中寒，上冲皮起出见有头，上下痛而不可触近，舌苔白滑，脉细沉紧，甚则肢厥脉伏。

【组方特点】本方纯用辛甘，温补兼施，温中以散阴寒，补虚以建中阳，但以温为主。

【使用注意】此种腹痛，病情较重，病势较急，素体又虚，因此不仅服药要及时，而且药后要注意调护。

【鉴别】小建中汤、黄芪建中汤、当归建中汤、大建中汤四方均属温中补虚之剂。但小建中汤以辛甘为主，佐重剂芍药，寓酸甘化阴之意，阴阳并补，但以温阳为主；黄芪建中汤于小建中汤加黄芪，偏于甘温益气；当归建中汤于小建中汤加当归，重在补血和血；大建中汤则纯用辛甘之品温建中阳，其补虚散寒之力较小建中汤为峻，且有降逆止呕之功。

第二节　回阳救逆剂

回阳救逆剂，适用于阳气衰微，阴寒内盛，甚至阴盛格阳或戴阳等危重病证。症见四肢厥逆，精神萎靡，恶寒蜷卧，甚则冷汗淋漓，脉微欲绝等。常由附子、干姜、肉桂等辛热药，配伍炙甘草、人参等甘温药所组成。代表方如四逆汤、回阳救逆汤等。

1. 四逆汤 ★ 《伤寒论》

四逆汤中附草姜，四肢厥冷急煎尝，

腹痛吐泻脉沉细，急投此方可回阳。

【组成用量】附子_{一枚,生用,去皮、破八片}（15克） 干姜_{一两半}（6克） 甘草_{炙,二两}（6克）

【功用】回阳救逆。

【主治】少阴病，心肾阳衰寒厥证。症见四肢厥逆，恶寒蜷卧，神衰欲寐，面色苍白，呕吐不渴，腹痛下利，舌苔白滑，脉微细；或太阳病误汗亡阳。

【组方特点】本方大辛大热，重在温阳气，散阴寒，力挽元阳，少佐甘缓，破阴回阳而无耗散之弊。

【使用注意】若服药后出现呕吐拒药者，可将药液置凉后服用。本方纯用辛热之品，中病手足温和即止，不可久服。真热假寒者禁用。

2. 回阳救急汤 ★ 《伤寒六书》

回阳救急用六君，桂附干姜五味群，

加麝三厘或胆汁，三阴寒厥建奇勋。

【组成用量】熟附子（9克） 干姜（6克） 肉桂（3克）人参（6克） 白术_炒（9克） 茯苓（9克） 陈皮（6克） 甘草_炙（6克） 五味子（3克） 半夏_制（9克）

【功用】回阳救急，益气生脉。

【主治】寒邪直中三阴，真阳衰微证。症见恶寒蜷卧，四肢厥冷，吐泻腹痛，口不渴，神衰欲寐，或身寒战慄，或指甲口唇青紫，或吐涎沫，舌淡苔白，脉沉微，甚或无脉等。

【组方特点】本方温补并行，回阳救逆与补益脾胃相合；散中有收，辛香走窜与酸涩敛气相伍，既有回阳救逆之力，又无阳气散越之弊。

【使用注意】方中麝香用量不宜过大。服药后手足温和即止服。

第三节　温经散寒剂

温经散寒剂，适用于寒邪凝滞经脉诸证。症见手足厥寒，或肢体疼痛，或发阴疽等。常用温经散寒药如桂枝、细辛等，配伍养血和血药如当归、白芍等为主组成。代表方如当归四逆汤、黄芪桂枝五物汤、暖肝煎、阳和汤等。

1. 当归四逆汤 ★ 《伤寒论》

当归四逆芍桂枝，细辛甘草通草施，

血虚肝寒四末冷，温经通脉最相宜。

【组成用量】当归三两（9克）　桂枝三两,去皮（9克）　细辛三两（3克）　芍药三两（9克）　甘草二两,炙（6克）　通草二两（6克）　大枣擘,二十五枚（8枚）

【功用】温经散寒，养血通脉。

【主治】血虚寒凝证。症见手足厥寒，口不渴，或腰、股、腿、足疼痛，舌淡苔白，脉沉细或细而欲绝。

【组方特点】本方温阳与散寒并用，养血与通脉共施，温而不燥，补而不滞。

【鉴别】四逆散、四逆汤、当归四逆汤三方主治证中皆见"四逆"，然其病机用药迥异。四逆散证是因外邪传经，气机郁滞，阳气被遏，不达四末所致，故其逆冷仅在肢端，不过腕踝，尚可见身热、脉弦等；四逆汤证是因阴寒内盛，阳气衰微，无力到达四末而致，故其厥逆严重，冷过肘膝，并伴有神衰欲寐、腹痛下利、脉微欲绝等；当归四逆汤证之手足厥寒是血虚受寒，寒凝经脉，血行不畅所致，因其寒在经脉不在脏腑，故肢厥程度较四逆汤证为轻，并兼见肢体疼痛等症。诚如周扬俊所言："四逆汤全在回阳起见，四逆散全在和解表里，当归四逆汤全在养血通脉起见"。(《温热暑疫全书》)

2. 黄芪桂枝五物汤 ★ 《金匮要略》

> 黄芪桂枝五物汤，芍药大枣与生姜，
>
> 益气温经和营卫，血痹风痹功效良。

【组成用量】黄芪三两（9克）　芍药三两（9克）　桂枝三两（9克）　生姜六两（18克）　大枣十二枚（4枚）

【功用】益气温经，和血通痹。

【主治】血痹证。症见肌肤麻木不仁，微恶风寒，舌淡，脉微涩而紧。

【组方特点】本方温补、散邪、通经三者并用，固表不留邪，散邪不伤正。

【鉴别】当归四逆汤、黄芪桂枝五物汤均系桂枝汤演化而成。当归四逆汤由桂枝汤去生姜，加当归、细辛、通草而成；主治血虚受寒，寒凝经脉的手足逆冷及疼痛证。黄芪桂枝五物汤由桂枝汤去甘草，倍生姜，加黄芪而成；主治素体虚弱，微受风邪，邪滞血脉，凝涩不通所致肌肤麻木不仁之血痹。

3. 暖肝煎 ★ 《景岳全书》

　　暖肝煎中杞茯归，茴沉乌药合肉桂，

　　下焦虚寒疝气痛，温补肝肾此方推。

【组成用量】当归二三钱（6～9克）　枸杞子三钱（9克）茯苓二钱（6克）　小茴香二钱（6克）　肉桂一二钱（3～6克）乌药二钱（6克）　沉香一钱（或木香亦可）（3克）

【功用】温补肝肾，行气止痛。

【主治】肝肾不足，寒滞肝脉证。症见睾丸冷痛，或小腹疼痛，疝气痛，畏寒喜暖，舌淡苔白，脉沉迟。

【组方特点】本方补养、散寒、行气并行，温补肝肾以治其本，行气逐寒以治其标。

【使用注意】临证应用时，应视其虚、寒、气滞三者孰轻孰重，相应调整君臣药的配伍关系，使之更能切中病机。

4. 阳和汤 ★ 《外科证治全生集》

　　阳和汤法解寒凝，贴骨流注鹤膝风，

　　熟地鹿胶姜炭桂，麻黄白芥甘草从。

【组成用量】熟地黄一两（30克）　麻黄五分（2克）　鹿

角胶_{三钱}（9克）　白芥子_{二钱}（6克）　肉桂_{一钱,去皮,研粉}（3克）
生甘草_{一钱}（3克）　炮姜炭_{五分}（2克）

【功用】温阳补血，散寒通滞。

【主治】阴疽。症见患处漫肿无头，皮色不变，酸痛无热，口中不渴，舌淡苔白，脉沉细或迟细；或贴骨疽、脱疽、流注、痰核、鹤膝风等属阴寒证者。

【组方特点】本方温阳与补血并用，辛散与温通同施，使补中寓散，补而不滞，温散寒凝而不伤正，滋补精血而不恋邪。

【使用注意】凡阳证疮疡红肿热痛，或阴虚有热，或阴疽已溃破者，皆不宜使用本方。

第八章　表里双解剂

● 【含义】凡以解表药配伍清热药，或温里药，或泻下药等为主组成，具有表里同治、内外分解等作用，用以治疗表里同病的方剂。

● 【功用】适用于表证未解，而又见里证，或原有宿疾，又感新邪，出现表证与里证同时并见的证候。本章方剂分为解表清里剂、解表温里剂、解表攻里剂三类。

第一节　解表清里剂

解表清里剂，适用于表邪未解，里热已炽之证。症见既有恶寒发热等表证，又有烦躁口渴，或热利、气喘、苔黄、脉数等里证。常以解表药与清热药共同组方。代表方如葛根黄芩黄连汤等。

葛根黄芩黄连汤　★ 《伤寒论》

葛根黄芩黄连汤，再加甘草共煎尝，

邪陷阳明成热利，清里解表保安康。

【组成用量】葛根半斤（15克）　甘草炙,二两（6克）　黄芩三两（9克）　黄连三两（9克）

【功用】解表清里。

【主治】表证未解，邪热入里症。症见身热，下利臭秽，胸脘烦热，口中作渴，喘而汗出，舌红苔黄，脉数或促。

【组方特点】本方主以清里，兼以疏表，表里兼治；以辛凉升散配伍苦寒清降，且寓"清热升阳止利"之法。

【鉴别】葛根芩连汤与白头翁汤、芍药汤均可治热利。但葛根芩连汤有表里双解之功，尤以清里热为主，所治属热利兼太阳表证；症见身热口渴，喘而汗出，下利臭秽，舌红苔黄等表里俱热之征。白头翁汤有清热解毒、凉血止痢之效，用治热毒深陷血分之热痢；症见泻下脓血，赤多白少，身热，苔黄等。芍药汤侧重于清热燥湿、调和气血，主治湿热痢；症见便脓血赤白相兼，且腹痛里急后重较甚者。

第二节　解表温里剂

解表温里剂，适用于外有表证，内有里寒之证。症既见表寒证之恶寒发热，又有里寒证之心腹冷痛、下利、苔白、脉迟等。常以解表药与温里药相配伍为主组方。代表方如五积散等。

五积散 ★《仙授理伤续断秘方》

> 五积散治五般积，麻黄苍芷归芍齐，
> 枳桔桂苓甘草朴，川芎两姜半陈皮，

发表温里活血瘀，祛湿化痰兼顺气。

【组成用量】苍术　桔梗各二十两（各 15 克）　枳壳　陈皮各六两（各 9 克）　芍药　白芷　川芎　川当归　甘草　肉桂　茯苓　半夏汤泡,各三两（各 5 克）　厚朴　干姜各四两（各 6 克）　麻黄去根、节,六两（6 克）

【功用】发表温里，顺气化痰，活血消积。

【主治】外感风寒，内伤生冷证。症见身热无汗，头痛身疼，项背拘急，胸满恶食，呕吐腹痛，以及妇女血气不调，心腹疼痛，月经不调等属寒者。

【组方特点】本方以燥湿化痰、温里散寒、行气活血合方，可谓消、温、汗、补四法并用，但以温消为主。

第三节　解表攻里剂

解表攻里剂，适用于外有表邪，里有实积之证。症见恶寒发热，腹满，便秘，舌红苔黄等。常以解表药与泻下药共同组方。代表方如大柴胡汤、防风通圣散等。

1. 大柴胡汤 ★ 《金匮要略》

大柴胡汤用大黄，枳实芩夏白芍将，
煎加姜枣表兼里，妙法内攻并外攘。

【组成用量】柴胡半斤（24 克）　黄芩三两（9 克）　芍药三两（9 克）　半夏半升,洗（9 克）　生姜五两,切（15 克）　枳实四枚,炙（9 克）　大枣十二枚,擘（4 枚）　大黄二两（6 克）

【功用】和解少阳，内泻热结。

【主治】少阳阳明合病。症见往来寒热，胸胁苦满，呕不止，郁郁微烦，心下痞鞕或心下满痛，大便不解或下利，舌苔黄，脉弦数有力者。

【组方特点】本方为和下两法合方，但主以和解少阳，辅以内泻阳明，佐以缓急降逆。

【鉴别】大柴胡汤与小柴胡汤均有柴胡、黄芩、半夏、大枣，具和解少阳之功。但大柴胡汤所治之证呕逆比小柴胡汤为重，故重用生姜以加强止呕之力，且生姜协柴胡还可加强散邪之功。大柴胡汤去小柴胡汤中人参、甘草，是因少阳之邪渐次传里，阳明实热已结，且见"呕不止"，故不用人参、甘草，加大黄、枳实，意在泻热除结，用芍药旨在加强缓急止痛之功。小柴胡汤专治少阳病，大柴胡汤则治少阳阳明合病。

2. 防风通圣散 ★ 《宣明论方》

> 防风通圣硝大黄，荆芥麻黄栀芍翘，
> 甘桔芎归膏滑石，薄荷芩术力偏饶，
> 表里交攻阳热盛，外科疮毒总能消。

【组成用量】防风　川芎　当归　芍药　大黄　薄荷叶　麻黄　连翘　芒硝各半两（各6克）　甘草二两（10克）　石膏　黄芩　桔梗各一两（各12克）　滑石三两（20克）　荆芥　白术　栀子各一分（各3克）

【功效】疏风解表，清热通便。

【主治】风热壅盛，表里俱实证。症见憎寒壮热无汗，头目昏眩，目赤睛痛，口苦舌干，咽喉不利，涕唾稠黏，大便秘结，小便赤涩，舌苔黄腻，脉数有力。并治疮疡肿毒，肠风痔漏，鼻赤，隐疹等症。

【组方特点】本方集汗、下、清、利于一方，分消表里邪热，兼顾气血，祛邪不伤正。

【使用注意】本方汗、下之力较为峻猛，虚人及孕妇慎用。

3. 疏凿饮子 ★ 《济生方》

> 疏凿槟榔及商陆，苓皮大腹同椒目，
> 赤豆艽羌泻木通，煎加生姜阳水服。

【组成用量】泽泻(12克)　赤小豆炒(15克)　商陆(6克)　羌活去芦(9克)　大腹皮(15克)　椒目(9克)　木通(12克)　秦艽去芦(9克)　槟榔(9克)　茯苓皮(15克)

【功效】泻下逐水，疏风消肿。

【主治】阳水。症见遍身水肿，喘呼气急，烦躁口渴，二便不利，脉沉实。

【组方特点】本方逐水渗利与疏风解表合方，可谓下、消、汗三法相伍，前后分消，表里同治，但主以泻下逐水。

第九章 补益剂

● 【含义】凡以补益药为主成，具有补养人体气、血、阴、阳等作用，治疗各种虚证。

● 【功用】主治各种虚证。饮食失当，营血生化之源不足；思虑太过，悲哀惊恐，过度劳倦等耗伤气血营阴；房事不节，耗损肾精元气；久病失治、误治，损伤正气；大吐、大泻、大汗、出血、失精等致阴液气血耗损等，均可造成机体正气的不足或虚弱而形成虚证。治疗应"虚则补之"。根据功用此类方剂分为补气、补血、气血双补、补阴、补阳、阴阳并补六类。

第一节 补气剂

补气剂，适用于气虚证，症见倦怠乏力，少气懒言，语音低微，动则气促，面色萎白，食少便溏，舌淡苔白，脉虚弱等。常用药物有人参、党参、黄芪、白术、炙甘草等。代表方如四君子汤、参苓白术散、补中益气汤等。

1. 四君子汤 ★《太平惠民和剂局方》

四君子汤中和义，参术茯苓甘草比，
益以夏陈名六君，祛痰补益气虚饵，

除却半夏名异功，或加香砂气滞使。

【组成用量】人参_{去芦}　白术　茯苓_{去皮,各等份}（各 9 克）
甘草_炙（6 克）

【功用】补气健脾。

【主治】脾胃气虚证。症见气短乏力，语声低微，面
色萎白，食少便溏，舌淡苔白，脉虚缓。

【组方特点】本方重在补益脾胃之虚，兼以苦燥淡渗
以祛湿浊，颇合脾欲缓，喜燥恶湿之性。

2. 参苓白术散 ★ 《太平惠民和剂局方》

参苓白术扁豆陈，山药甘莲砂薏仁，

桔梗上浮兼保肺，枣汤调服益脾神。

【组成用量】莲子肉_{去皮,一斤}（500 克）　薏苡仁_{一斤}（500
克）　缩砂仁_{一斤}（500 克）　桔梗_{炒令深黄色,一斤}（500 克）　白
扁豆_{姜汁浸,去皮,微炒,一斤半}（750 克）　白茯苓_{二斤}（1000 克）
人参_{去芦,二斤}（1000 克）　甘草_{炒,二斤}（1000 克）　白术_{二斤}
（1000 克）　山药_{二斤}（1000 克）

【功用】益气健脾，渗湿止泻。

【主治】（1）脾虚夹湿证。症见饮食不化，胸脘痞闷，
或吐或泻，四肢乏力，形体消瘦，面色萎黄，舌淡苔白
腻，脉虚缓。

（2）肺脾气虚痰湿咳嗽证。症见咳嗽痰多色白，胸脘
痞闷，神疲乏力，面色白，纳差便溏，舌淡苔白腻，脉细
弱而滑。

【组方特点】本方补脾与利湿并用，而以补脾为主，

祛湿止泻；补脾与补肺兼顾，仍以补脾为主，培土生金。

【鉴别】参苓白术散是由四君子汤加山药、莲肉、白扁豆、薏苡仁、砂仁、桔梗而成，两方均有益气健脾之功，但四君子汤补气健脾之功，为治脾胃气虚之基础方；参苓白术散则补气健脾与祛湿止泻并重，为治疗脾虚夹湿之主方，且兼能补益肺气，故亦适于肺虚久咳、食少便溏、咳喘少气者。

3. 补中益气汤 ★ 《脾胃论》

> 补中益气芪术陈，升柴参草当归身，
> 虚劳内伤功独擅，亦治阳虚外感因。

【组成用量】黄芪_{五分,病甚劳役热甚者一钱}（18 克）　甘草_{炙,五分}（9 克）　人参_{去芦}　三分（9 克）　当归_{酒焙干或晒 干,二分}（3 克）　橘皮_{不去白,二分或三分}（6 克）　升麻_{二分或三分}（6 克）　柴胡_{二分或三分}（6 克）　白术_{三分}（9 克）

【功用】补中益气，升阳举陷。

【主治】（1）脾胃气虚证。症见头晕目眩，视物昏瞀，耳鸣耳聋，少气懒言，语声低微，面色萎黄，纳差便溏，舌淡脉弱。

（2）气虚发热证。症见身热，自汗，渴喜热饮，气短乏力，舌淡而胖，脉大无力。

（3）气虚下陷证。症见脱肛，子宫脱垂，久泻久痢，崩漏等，伴气短乏力，纳差便溏，舌淡，脉虚软。

【组方特点】本方补气与升提并用，使气虚者补之，气陷者升之，气虚发热者甘温益气而除之，使元气内充，清阳得升。

【使用注意】本方所治之气虚发热，乃由中气既虚，清阳下陷，郁遏不运，阴火上乘所为。故其热有病程较长，或发有休时，手心热甚于手背等特点且必兼见中气不足之证。此证应与外感及实火发热者详加辨析。

4. 玉屏风散 ★ 《医方类聚》

> 玉屏风散用防风，黄芪相畏效相成，
> 白术益气更实卫，表虚自汗服之应。

【组成用量】防风_{一两}（30 克）　黄芪_{蜜炙}　白术_{各二两}（各 60 克）

【功用】益气固表止汗。

【主治】表虚自汗。症见汗出恶风，面色㿠白，易感风邪，舌淡苔薄白，脉浮虚。亦治虚人腠理不固，易于感冒。

【组方特点】本方以益气固表为主佐入祛风散邪之品。补中兼疏，散中寓收，相反相成。

【鉴别】玉屏风散与桂枝汤均治表虚自汗。然桂枝汤所治之自汗，病由外感风寒营卫不和所致，其云表虚，乃与麻黄汤证之表实相对而言。本方证之自汗是因卫气虚弱，腠理不固所致。二者均有汗出恶风，但桂枝汤证当见发热、鼻鸣、身痛等外感表证。

5. 生脉散 ★ 《医学启源》

> 生脉麦冬五味参，保肺清心治暑淫，

气少汗多兼口渴，病危脉绝急煎斟。

【组成用量】人参五分（9克）　麦冬五分（9克）　五味子五粒（6克）

【功用】益气生津，敛阴止汗。

【主治】气阴两伤证。症见肢体倦怠，气短声低，汗多懒言，或干咳少痰，口干舌燥，舌干红少苔，脉微细弱或虚而数。

【组方特点】本方气阴同治，补敛合法，使元气充，阴津复，而脉来得生。

第二节　补血剂

补血剂，适用于血虚证，症见面色萎黄，头晕目眩，唇爪色淡，心悸，失眠，舌淡，脉细，或妇女月经不调，量少色淡，或经闭不行等，常用补血药有当归、地黄、白芍、阿胶、枸杞子、龙眼肉等。代表方如四物汤、当归补血汤、归脾汤等。

1. 四物汤 ★ 《仙授理伤续断秘方》

四物地芍与归芎，血家百病此方宗，
补血调血理冲任，加减应用在其中。

【组成用量】当归去芦,酒浸炒（9克）　川芎（6克）　白芍药（9克）　熟地黄酒蒸（15克）　【功用】补血和血。

【主治】营血虚滞证。症见心悸失眠，头晕目眩，面色无华，形瘦乏力，妇人月经不调，量少或经闭不行，脐腹作痛，舌淡，脉细弦或细涩。

【组方特点】本方熟地、白芍阴柔补血之品（血中血药）与辛甘之当归、川芎（血中气药）相配，动静相宜，重在滋补营血，且补中寓行，使补血而不滞血，行血而不伤血。

2. 当归补血汤 ★ 《内外伤辨惑论》

> 当归补血东垣笺，黄芪一两归二钱，
> 血虚发热口烦渴，脉大而虚宜此煎。

【组成用量】黄芪_一两_（30克）　当归_二钱,酒洗_（6克）

【功用】补气生血。

【主治】血虚发热证。症见肌热面赤，烦渴欲饮，舌淡，脉洪大而虚，重按无力。亦治妇人经期、产后血虚发热头痛，或疮疡溃后，久不愈合者。

【组方特点】本方以大剂黄芪补气配伍少量当归补血，重在益气固表以治阳浮之标，并可翼补气生血之力以复血虚之本，与血虚阳浮发热之病机甚合。

3. 归脾汤 ★ 《重订严氏济生方》

> 归脾汤用术参芪，归草茯神远志随，
> 酸枣木香龙眼肉，煎加姜枣益心脾，
> 怔忡健忘俱可却，便血崩漏总能医。

【组成用量】白术　茯神_去木_　黄芪_去芦_　龙眼肉　酸枣仁_炒,去壳,各一两_（各18克）　人参　木香_不见火,各半两_（各9

克） 甘草_{炙,二钱半}（6克） 当归_{一钱}（3克） 远志_{一钱}（3克）

【功用】益气补血，健脾养心。

【主治】（1）心脾气血两虚证。症见心悸怔忡，健忘失眠，盗汗虚热，体倦食少，面色萎黄，舌淡，苔薄白，脉细弱。

（2）脾不统血证。症见便血，皮下紫癜，妇女崩漏，月经超前，量多色淡，或淋漓不止，舌淡，脉细弱。

【组方特点】本方心脾同治，以补脾为主，使脾旺则气血生化有权；气血双补，以补气为重，使气旺而易于生血。

【使用注意】加生姜、大枣，水煎服。出血属阴虚血热者，应慎用。

【鉴别】归脾汤与补中益气汤均有补脾益气之功，同用人参、黄芪、白术、甘草。但补中益气汤配伍升阳举陷之品，重在补气，且能升阳，主治脾胃气虚、中气下陷及气虚发热等证；归脾汤则配伍养心安神之品，意在补养心脾，益气生血，主治心脾气血两虚之神志不宁及脾不统血之失血。

第三节　气血双补剂

气血双补剂，适用于气血两虚证，症见面色无华，头晕目眩，心悸怔忡，食少倦怠，气短懒言，舌淡，脉虚无力等，常用补气药人参、黄芪、白术等，与补血药当归、熟地、白芍、阿胶等共同组成方剂。代表方如八珍汤等。

1. 八珍汤 ★ 《正体类要》

> 双补气血八珍汤，四君四物合成方，
> 煎加姜枣调营卫，气血亏虚服之康。

【组成用量】人参　白术　白茯苓　当归　川芎　白芍药　熟地黄各一钱（各 10 克）　甘草炙,五分（5 克）

【功用】益气补血。

【主治】气血两虚证。症见面色苍白或萎黄，头晕目眩，四肢倦怠，气短懒言，心悸怔忡，饮食减少，舌淡苔薄白，脉细弱或虚大无力。

【组方特点】本方乃四君子汤与四物汤的合方。二方分列补气与补血诸方之首，合二为一，则兼具二者之效，故以"八珍"名之。

2. 泰山磐石散 ★ 《古今医统大全》

> 泰山磐石八珍选，去苓加芪芩断联，
> 再益砂仁与糯米，妇人胎动保安全。

【组成用量】人参　黄芪各一钱（各 3 克）　白术　炙甘草各五分（各 1.5 克）　当归一钱（3 克）　川芎　白芍药　熟地黄各八分（各 2 克）　续断一钱（3 克）　糯米一撮　黄芩一钱（3 克）　砂仁五分（1.5 克）

【功用】益气健脾，养血安胎。

【主治】堕胎、滑胎。症见胎动不安，或堕胎、滑胎，面色淡白，倦怠乏力，不思饮食，舌淡苔薄白，脉滑无力。

【组方特点】本方益气养血药配伍安胎之品，以收补虚安胎之功；补脾养肝益肾并用，以女子以肝为先天，脾为后天之本，冲任皆隶属于肾之故。

【使用注意】戒欲事恼怒，远酒醋等辛热之物。

第四节　补阴剂

补阴剂，适用于阴虚证，症见形体消瘦，头晕耳鸣，潮热颧红，五心烦热，盗汗失眠，腰酸遗精，咳嗽咯血，口燥咽干，舌红少苔，脉细数等，常用补阴药有北沙参、天冬、麦冬、石斛、玉竹、山茱萸、生熟地、龟板、鳖甲等。代表方如六味地黄丸、大补阴丸、一贯煎、百合固金汤等。

1. 六味地黄丸　★《小儿药证直诀》

六味地黄益肾肝，山药丹泽萸苓掺，
更加知柏成八味，阴虚火旺可煎餐，
养阴明目加杞菊，滋阴都气五味研，
肺肾两调金水生，麦冬加入长寿丸。

【组成用量】熟地黄炒,八钱（24 克）　山萸肉　干山药各四钱（各 12 克）　泽泻　牡丹皮　白茯苓去皮,各三钱（各 9 克）

【功用】填精滋阴补肾。

【主治】肾阴精不足证。症见腰膝酸软，头晕目眩，耳鸣耳聋，盗汗，遗精，消渴，骨蒸潮热，手足心热，舌燥咽痛，牙齿动摇，足跟作痛，以及小儿囟门不合，舌红少苔，脉沉细数。

【组方特点】六药合用，三补三泻，以补为主；三阴并补，以补肾阴为主。且寓泻于补，补不碍邪，泻不伤正，为平补少阴的常用方剂。

【使用注意】本方熟地味厚滋腻，有碍脾运，故脾虚食少便溏者，不宜使用。

2. 左归丸 ★ 《景岳全书》

左归丸用大熟地，枸杞萸肉薯牛膝，
龟鹿二胶菟丝入，补阴填精功效奇。

【组成用量】大怀熟地_{八两}（24 克）　山药_{炒，四两}（12 克）枸杞_{四两}（12 克）　山茱萸_{四两}（12 克）　川牛膝_{酒洗，蒸熟，三两}（9 克）　鹿角胶_{敲碎，炒珠，四两}（12 克）　龟板胶_{切碎，炒珠，四两}（12 克）　菟丝子_{制，四两}（12 克）

【功用】滋阴补肾，填精益髓。

【主治】真阴不足证。症见头目眩晕，腰痠腿软，遗精滑泄，自汗盗汗，口燥舌干，舌红少苔，脉细。

【组方特点】本方乃六味地黄丸中减去"三泻"之药，再加龟鹿二胶等滋阴补肾之品而成，由于所用诸药纯补无泻，且配伍少量补阳之品以"阳中求阴"，从而变平补肾阴之方为填补真阴，纯甘壮水之剂，开滋补肾阴的又一法门。

【使用注意】本方多阴柔滋腻之品，易滞脾碍胃，故脾虚便溏者慎用；长期服用，宜配醒脾助运之品。

3. 大补阴丸 ★ 《丹溪心法》

> 大补阴丸熟地黄，龟板知柏合成方，
> 猪髓蒸熟炼蜜丸，滋阴降火效力强。

【组成用量】熟地黄酒蒸　龟板酥炙,各六两（各 18 克）
黄柏炒褐色　知母酒浸,炒,各四两（各 12 克）

【功用】滋阴降火。

【主治】阴虚火旺证。症见骨蒸潮热，盗汗遗精，咳嗽咯血，心烦易怒，足膝疼热，或消渴易饥，舌红少苔，尺脉数而有力。

【组方特点】本方重用滋阴之熟地与龟板，配伍苦寒降火之黄柏、知母，培本清源，标本兼顾，但以滋阴培本为主。

【使用注意】脾胃虚弱，食少便溏者，不宜使用。

4. 一贯煎 ★ 《续名医类案》

> 一贯煎中生地黄，沙参归杞麦冬藏，
> 少佐川楝水煎服，阴虚肝郁是妙方。

【组成用量】北沙参　麦冬　当归身（各 9 克）　生地黄（18 克）　枸杞子（9 克）　川楝子（6 克）

【功用】滋阴疏肝。

【主治】肝肾阴虚，肝气郁滞证。症见胸脘胁痛，吞酸吐苦，咽干口燥，舌红少津，脉细弱或虚弦。亦治疝气瘕聚。

【组方特点】本方在制方上并用滋水涵木，清金制木，培土抑木三法；配伍上补中有行，即在大队甘凉柔润药中，少佐苦辛疏泄，使滋阴养血而不遏滞气机，疏肝理气又不耗伤阴血。

【使用注意】方中滋腻之药较多，肝郁脾虚停湿者，不宜使用。

【鉴别】一贯煎与逍遥散均能疏肝理气，主治肝郁不舒之胁痛。但逍遥散疏肝养血健脾三者并重，主治肝郁兼血虚、脾虚之胁肋疼痛，常兼有头晕目眩，神疲食少等症；本方则重在滋养肝肾之阴，主治阴虚气滞之胁肋疼痛，而见咽干口燥、吞酸吐苦等。

5. 百合固金汤 ★ 《慎斋遗书》

> 百合固金二地黄，玄参贝母桔甘藏，
> 麦冬芍药当归配，喘咳痰血肺家伤。

【组成用量】熟地　生地　当归身各三钱（各9克）　白芍　甘草各一钱（各3克）　桔梗　玄参各八分（各3克）　百合　贝母　麦冬各一半（各6克）

【功用】滋润肺肾，止咳化痰。

【主治】肺肾阴虚，虚火上炎之咳血证。症见咳痰带血，咽喉燥痛，手足心热，骨蒸盗汗，舌红少苔，脉细数。

【组方特点】本方肺肾同治，金水相生，重在补肾；养阴降火祛痰并施，重在养阴。

【使用注意】方中药物多属甘寒滋润，脾虚便溏食少者，本方不宜。

6. 益胃汤 ★ 《小儿药证直诀》

益胃汤能养胃阴，冰糖玉竹与沙参，
麦冬生地同煎服，甘凉滋润生胃津。

【组成用量】沙参三钱（9克） 麦冬五钱五（15克） 冰糖一钱（3克） 细生地五钱（15克） 玉竹炒香，一钱五分（4.5克）

【功用】养阴养胃。

【主治】胃阴不足证。症见饥不欲食，口干咽燥，大便干结，舌红少津，脉细数。

【组方特点】本方甘凉清润，清而不寒，润而不腻，药简力专。

第五节　补阳剂

补阳剂，适用于肾阳虚证，见面色苍白，形寒肢冷，腰膝酸痛，下肢软弱无力，小便不利，或小便频数，尿后余沥，少腹拘急，男子阳痿早泄，妇女宫寒不孕，舌淡苔白，脉沉细，尺部尤甚等。常用药物有附子、肉桂、巴戟天、肉苁蓉、仙灵脾、仙茅、鹿角胶等。代表方如肾气丸、右归丸等。

1. 肾气丸 ★ 《金匮要略》

金匮肾气治肾虚，地黄怀药及山萸，
丹皮苓泽加桂附，水中生火在温煦。

【组成用量】干地黄八两（240克） 薯蓣四两（120克）

山茱萸_{四两}（120 克）　　泽泻_{三两}（90 克）　　茯苓_{三两}（90 克）
牡丹皮_{三两}（90 克）　桂枝　附子_{炮，各一两}（各 30 克）

【功用】补肾助阳，化生肾气。

【主治】肾阳不足证。症见腰痛脚软，半身以下常有冷感，少腹拘急，小便不利，或小便反多，入夜尤甚，阳痿早泄，舌淡而胖，脉虚弱，尺部沉细或沉弱而迟，以及痰饮、水肿、消渴、脚气、转胞等。

【组方特点】本方以三补三泻为主，少伍温热之品，取"少火生气"之法，合为"阴中求阳"，温补肾气之剂。

【使用注意】阴虚火旺之遗精滑泄者，不可使用本方。

2. 右归丸 ★ 《景岳全书》

> 右归丸中地附桂，山药茱萸菟丝归，
>
> 杜仲鹿胶枸杞子，益火之源此方魁。

【组成用量】熟地黄_{八两}（24 克）　　山药_{炒，四两}（12 克）
山茱萸_{微炒，三两}（9 克）　　枸杞_{微炒，四两}（12 克）　　鹿角
胶_{炒珠，四两}（12 克）　　菟丝子_{制，四两}（12 克）　　杜仲_{姜汤炒，四两}
（12 克）　　当归_{三两}（9 克）　肉桂_{二两，渐可加至四两}（6～12 克）
制附子_{二两，渐可加至五六两}（6～18 克）

【功用】温补肾阳，填精益髓。

【主治】肾阳不足，命门火衰证。症见年老或久病气衰神疲，畏寒肢冷，腰膝软弱，阳痿遗精，或阳衰无子，或饮食减少，大便不实，或小便自遗，舌淡苔白，脉沉而迟。

【组方特点】本方补阳药与补阴药相配，则"阳得阴

助，生化无穷"，妙在"阴中求阳"；且集诸补药于一方，所谓纯补无泻之剂，"益火生源，以培右肾之元阳"使元阳得以恢复，故名右归。

【使用注意】本方纯补无泻，内有湿浊见舌苔浊腻者，不宜服用。

第六节　阴阳并补剂

阴阳并补剂，适用于阴阳两虚证，症见头晕目眩，腰膝酸软，阳痿遗精，畏寒肢冷，自汗盗汗，午后潮热等。常用补阴药如熟地、山茱萸、龟板、何首乌、枸杞子和补阳药如肉苁蓉、巴戟天、附子、肉桂、鹿角胶等共同组成方剂。代表方如地黄饮子、龟鹿二仙胶等。

1. 地黄饮子　★《圣济总录》

地黄饮子山茱斛，麦味菖蒲远志茯，
苁蓉桂附巴戟天，少入薄荷姜枣服。

【组成用量】熟干地黄 焙　巴戟天 去心　山茱萸 炒　肉苁蓉 酒浸,切,焙　附子 炮裂,去皮,脐　石斛 去根　五味子 炒　官桂 去粗皮　白茯苓 去黑皮　麦门冬 去心　焙远志 去心　菖蒲 各等份（各6克）

【功用】滋肾阴，补肾阳，开窍化痰。

【主治】喑痱。症见舌强不能言，足废不能用，口干不欲饮，足冷面赤，脉沉细弱。

【组方特点】本方一是上下兼治，标本并图，尤以治下治本为主；补中有敛，开中有合，而成补通开合之剂；滋而不腻，温而不燥，乃成滋补肾阴肾阳之方。

【使用注意】加姜枣水煎服。喑痱而兼气火上升，肝阳偏亢之象者，禁用。

2. 龟鹿二仙胶 ★ 《医便》

> 龟鹿二仙最守真，补人三宝精气神，
>
> 人参枸杞和龟鹿，益寿延年实可珍。

【组成用量】鹿角用新鲜麋鹿杀胶,解的不用,马鹿角不用,去角脑梢,角二寸截断,劈开净用,十斤（5000 克）　龟板去弦,洗净,捶碎,五斤（2500克）　人参十五两（450 克）　枸杞子三十两（900 克）

【功用】滋阴填精，益气壮阳。

【主治】真元虚损，精血不足证。全身瘦削，阳痿遗精，两目昏花，腰膝酸软，久不孕育。

【组方特点】本方主以血肉有情之品，阴阳气血并补，但以调补阴阳为主。

【鉴别】龟鹿二仙胶与地黄饮子皆为阴阳并补之剂，同治阴阳两虚之证。但龟鹿二仙胶为纯补之方，且用鹿角、龟板等血肉有情之品与大补元气之人参相伍，故其填精养血之能远为地黄饮子所不及；而地黄饮子滋阴温阳及化痰开窍之功亦属龟鹿二仙胶所不及。

第七节　气血阴阳并补剂

气血阴阳并补剂，适用于气血阴阳俱虚证。症见气短乏力，神疲食少，心悸失眠，腰膝酸软，头目眩晕，舌淡少苔，脉虚细等。常用补气、养血药与温阳、滋阴药相伍组方。代表方如炙甘草汤等。

1. 炙甘草汤 ★ 《伤寒论》

> 炙甘草汤参姜桂，麦冬生地与麻仁，
> 大枣阿胶加酒服，虚劳肺痿效如神。

【组成用量】甘草炙,四两（12 克）　生姜切,三两（9 克）桂枝去皮,三两（9 克）　人参二两（6 克）　生地黄一斤（50 克）阿胶二两（6 克）　麦门冬去心,半升（10 克）　麻仁半升（10 克）大枣擘,三十枚（10 枚）

【功用】滋阴养血，益气温阳，复脉定悸。

【主治】（1）阴血不足，阳气虚弱证。症见脉结代，心动悸，虚羸少气，舌光少苔，或质干而瘦小者。

（2）虚劳肺痿。症见咳嗽，涎唾多，形瘦短气，虚烦不眠，自汗盗汗，咽干舌燥，大便干结，脉虚数。

【组方特点】本方滋阴养血，益气助阳，滋而不腻，温而不燥，刚柔相济，相得益彰。

【使用注意】用于复脉定悸，方中炙甘草宜重用。本方用药甘温滋补，阴虚内热者慎用；中虚湿阻，便溏胸痞者不宜。

2. 补天大造丸 ★ 《医学心悟》

> 补天大造治虚劳，参芪术归枣白芍，
> 龟鹿用胶河车远，枸杞熟地苓山药。

【组成用量】人参二两（100 克）　黄芪蜜炙　白术陈土蒸,各三两（各 150 克）　当归酒蒸　枣仁去壳,炒　远志去心　甘草水泡,炒　白芍酒炒　山药乳蒸　茯苓乳蒸,各一两五钱（各 75 克）枸杞子酒蒸　大熟地酒蒸,晒,各四两（各 200 克）　河车甘草水洗,一具（1 个）鹿角熬胶,一斤（500 克）　龟板与鹿角同熬胶,八两（400 克）

【功用】补五脏虚损。

【主治】虚劳。气短乏力，食少神疲，心悸失眠，腰膝酸软，头晕目眩等。

【组方特点】本方补先天，助后天，益精血、养气阴，补而不峻，滋而不腻，气血阴阳并补。

第十章 固涩剂

● 【含义】固涩剂是以收涩药为主组成，具有收敛固涩的作用。

● 【功用】主治气、血、精、津耗散滑脱之证的方剂。可分为固表止汗，敛肺止咳，涩肠固脱，涩精止遗，固崩止带等五类。适用于脾胃虚寒所致之泻痢日久，大便滑脱不禁，常以涩肠止泻药物如肉豆蔻、诃子、罂粟壳、赤石脂、乌梅等为主组成方剂。本章可分为固表止汗剂、敛肺止咳剂、涩肠固脱剂、涩精止遗剂、固崩止带剂。

第一节　固表止汗剂

固表止汗剂，适用于体虚卫外不固，阴液不能内守而致的自汗、盗汗，常用黄芪、牡蛎、麻黄根等固表止汗药物为主组成，代表方如牡蛎散等。

牡蛎散 ★ 《太平惠民和剂局方》

> 牡蛎散内用黄芪，浮麦麻黄根最宜，
> 自汗盗汗心液损，固表敛汗见效奇。

【组成用量】黄芪_{去苗,土}　麻黄根_洗　牡蛎_{米泔浸,刷去土,}
火烧通赤,各一两（各 30 克）

【功用】敛阴止汗，益气固表。

【主治】自汗，盗汗证。症见常自汗出，夜卧更甚，久而不止，心悸惊惕，短气烦倦，舌淡红，脉细弱。

【组方特点】本方敛阴潜阳药与益气实卫同用，涩补合法，标本兼顾，以涩敛止汗治标为主。

【使用注意】阴虚火旺之盗汗，不宜使用。若亡阴汗出，大汗淋漓，如珠如油者，则当速予独参汤或参附汤益气回阳救脱，而非固表敛汗之法所宜。

第二节　敛肺止咳剂

敛肺止咳剂，适用于久咳肺虚，气阴耗伤，症见咳嗽，气喘，自汗，脉虚数等，常用敛肺止咳药如五味子、乌梅、罂粟壳等与益气养阴药如人参、阿胶等组成方剂，代表方有九仙散等。

九仙散　★　《卫生宝鉴》

九仙散中罂粟君，参胶梅味共为臣，
款冬贝桑佐桔梗，敛肺止咳益气阴。

【组成用量】人参　款冬花　桑白皮　桔梗　五味子
阿胶　乌梅_{各一两}（各 12 克）　贝母_{半两}（6 克）　罂粟壳
八两,去顶,蜜炒黄（6 克）

【功用】敛肺止咳，益气养阴。

【主治】久咳伤肺，气阴两伤证。症见久咳不已，咳甚则气喘自汗，痰少而黏，脉虚数。

【组方特点】集散肺、补肺、肃肺于一方。方中重用罂粟壳，配合乌梅、五味子等酸涩之品，相须为用，则敛肺止咳力强。人参配伍阿胶，既补肺气，又补肺阴；桔梗合桑皮，宣降肺气，止咳平喘。对于久咳不愈，肺气耗散，肺阴亏虚之久咳喘逆证，尤为适合。

【使用注意】本方收涩之力颇强，故肺中多痰，或外有表邪者，切勿误用，以免留邪为患。方中罂粟壳不宜多服、久服，故本方咳嗽止后勿服。

第三节　涩肠固脱剂

涩肠固脱剂，适用于泻痢日久不止，脾肾虚寒，以致大便滑脱不禁的病证，常以涩肠止泻药物如肉豆蔻、诃子、罂粟壳、赤石脂等与温补脾肾药人参、白术、肉桂、干姜、补骨脂等配伍组成方剂，代表方有真人养脏汤、四神丸等。

1. 真人养脏汤 ★ 《太平惠民和剂局方》

> 真人养脏诃粟壳，肉蔻当归桂木香，
>
> 术芍参甘为涩剂，脱肛久痢早煎尝。

【组成用量】人参（9 克）　当归去芦（6 克）　白术焙,各六钱（9 克）　肉豆蔻面裹煨,半两（6 克）　肉桂去粗皮（3 克）　甘草炙,各八钱（6 克）　白芍药一两六钱（15 克）　木香不

见火,一两四钱（3克）　诃子去核,一两二钱（12克）　罂粟壳去蒂萼,蜜炙,三两六钱（15克）

【功用】涩肠固脱，温补脾肾。

【主治】脾胃虚寒，久泻久痢证。症见大便滑脱不禁，甚至脱肛坠下，脐腹疼痛，或下痢赤白，或便脓血，里急后重，日夜无度，不思饮食，舌淡苔白，脉迟细。

【组方特点】本方配伍敛中有补，标本兼治，以治标固脱为主；脾肾兼顾，以补脾为主；涩中寓行，补而不滞，以收敛为主。

【使用注意】原方罂粟壳用量较重，但其有毒，临证当慎酌用量。本方温涩之力较强，故泄泻、下痢初起，积滞热毒未去者，禁用本方。

2. 四神丸 ★ 《政治准绳》

四神故纸吴茱萸，肉蔻五味四般须，

大枣百枚姜八两，五更肾泄火衰扶。

【组成用量】肉豆蔻二两（6克）　补骨脂四两（12克）五味子二两（6克）　吴茱萸浸炒,一两（3克）

【功用】温肾暖脾，固肠止泻。

【主治】脾胃虚寒之五更泄泻。症见不思饮食，食不消化，或腹痛肢冷，神疲乏力，舌淡，苔薄白，脉沉迟无力。

【组方特点】本方温补与收涩并用，是以温补治本为主，酸涩治标为辅。

【使用注意】《医方集解》载本方服法强调应"临睡前

时淡盐汤或白开水送下",并释云"若平旦服之,至夜药力已尽,不能敌一夜之阴寒故也",可资临床参考。

【鉴别】四神丸与真人养脏汤均能温肾暖脾,涩肠止泻,用于脾肾虚寒之泄泻证,伴有不思饮食、神疲乏力、脘腹冷痛。但四神丸以补骨脂为君,重在温补命门之火,以温肾为主,兼以暖脾涩肠,主治命门火衰、火不生土所致之五更泻;真人养脏汤重用罂粟壳为君,以固涩为主,兼以温补脾肾,主治脾肾虚寒,以脾虚为主的泻痢日久、滑脱不禁证。

3. 桃花汤 ★ 《伤寒论》

> 桃花汤中赤石脂,干姜粳米共用之,
> 虚寒下痢便脓血,温涩止痢服之宜。

【组成用量】赤石脂—半全用,一半筛末,一斤(20 克) 干姜—两(12 克) 粳米—升(15 克)

【功用】涩肠止痢,温中散寒。

【主治】虚寒痢。症见下痢不止,便脓血,色黯不鲜,日久不愈,腹痛喜温喜按,舌淡苔白,脉迟弱或微细。

【组方特点】本方涩肠固脱与温中散寒配伍,标本兼顾,以涩肠止泻为主。

【使用注意】本方赤石脂使用时应一半入煎剂,另一半筛末冲服,使留着肠中以加强收涩之功。

第四节 涩精止遗剂

涩精止遗剂,适用于肾虚失藏,精关不固之遗精、滑泄；或肾虚不摄，膀胱失约之遗尿，小便频数，常用沙苑蒺藜、桑螵蛸、牡蛎、龙骨等药为主组成方剂。

1. 金锁固精丸 ★ 《医方集解》

> 金锁固精芡莲须，蒺藜龙骨与牡蛎，
> 莲粉糊丸盐汤下，补肾涩精止滑遗。

【组成用量】沙苑蒺藜炒 芡实蒸 莲须各二两（各 12 克） 龙骨酥炙 牡蛎盐水煮一日一夜,煅粉,各一两（各 6 克）

【功用】补肾涩精。

【主治】肾虚不固之遗精。症见遗精滑泄，腰酸耳鸣，神疲乏力，四肢酸软，舌淡苔白，脉细弱。

【组方特点】本方重在收涩固精止遗以治标，兼能补肾益精、调养心脾以治本，体现了"散者收之"和"精病调神"的治法思路。

【使用注意】湿热下注，扰动精室，或心肝火旺，火扰精室而致之遗精，不宜应用本方。

2. 桑螵蛸散 ★ 《本草衍义》

> 桑螵蛸散用龙龟，参茯菖远及当归，
> 尿频遗尿精不固，滋肾宁心法勿违。

【组成用量】桑螵蛸 远志 菖蒲 龙骨 人参 茯神 当归 龟甲酥炙,各一两（各 10 克）

【功用】调补心肾，涩精止遗。

【主治】心肾两虚证。症见小便频数，或尿如米泔色，或遗尿遗精，心神恍惚，健忘，舌淡苔白，脉细弱。

【组方特点】本方补肾固精与养心安神相伍，使水火既济，心肾相交。

【使用注意】原方作散剂，各药用量相等。然在服用时，又"夜卧人参汤调下"，其量独重，意在增强益气涩精之力。

【鉴别】桑螵蛸散与金锁固精丸均有涩精止遗，补肾固精之功，用治肾虚精关不固之遗精滑泄证。但桑螵蛸散重在调补心肾，补益气血，滋阴潜阳，用于治疗心肾两虚之尿频、遗尿、滑精等症；金锁固精丸重在固肾涩精止遗，专治肾虚精关不固之遗精滑泄证，伴腰酸耳鸣、神疲乏力、舌淡脉细弱等。

3. 缩泉丸 ★ 《魏氏家藏方》

> 缩泉丸治小便频，膀胱虚寒遗尿斛，
>
> 乌药益智各等份，山药糊丸效更珍。

【组成用量】天台乌药_{细锉}　益智仁_{大者，去皮，炒，各等分}（各9克）

【功用】温肾祛寒，缩尿止遗。

【主治】膀胱虚寒证。症见小便频数，或遗尿不止，舌淡，脉沉弱。

【组方特点】本方温中兼补，涩中寓行，使下焦得温而寒去，膀胱气化如常，约束有权。

【使用注意】酒煎山药末糊丸。湿热及阴虚之尿频者，不宜使用本方。

第五节　固崩止带剂

固崩止带剂，适用于妇女崩中漏下或带下日久不止等病证，常用固崩止带药，如煅龙骨、煅牡蛎、海螵蛸、茜草等为主组成方剂。代表方如固冲汤、易黄汤等。

1. 固冲汤 ★ 《医学衷中参西录》

固冲术芪山萸芍，龙牡棕炭海螵蛸，

茜草五倍水煎服，益气固冲功效高。

【组成用量】白术一两,炒（30 克）　生黄芪六钱（18 克）龙骨八钱,煅,捣细（24 克）　牡蛎八钱,煅,捣细（24 克）　山萸肉八钱,去净核（24 克）　生杭芍四钱（12 克）　海螵蛸四钱,捣细（12 克）　茜草三钱（9 克）　棕榈炭二钱（6 克）　五倍子五分,轧细,药汁送服（1.5 克）

【功用】益气健脾，固冲摄血。

【主治】脾气虚弱，冲脉不固证。症见血崩或月经过多，或漏下不止，色淡质稀，心悸气短，腰膝酸软，四肢乏力，舌淡，脉细弱。

【组方特点】本方寓涩于补，固涩止血以治其标，补肾健脾以培其本；寄行于收，收敛固涩以救滑脱之急，行血化瘀以防止血留瘀。

2. 易黄汤 ★ 《傅青主女科》

易黄山药与芡实，白果黄柏车前子，

能消带下黏稠秽，补肾清热又祛湿。

【组成用量】山药_{炒,一两}（30克）　芡实_{炒,一两}（30克）黄柏_{盐水炒,二钱}（6克）　车前子_{酒炒,一钱}（3克）　白果_{十枚,碎}（12克）

【功用】补益脾肾，清热祛湿，收涩止带。

【主治】脾肾虚弱，湿热带下。症见带下黏稠量多，色黄如浓茶汁，其气腥秽，舌红，苔黄腻者。

【组方特点】本方补中有涩，涩中寓清，重在补涩，辅以清利。使脾肾得补，湿热得去，则带下自愈。

第十一章 安神剂

● 【含义】安神剂是以安神药或交通心肾水火药配伍为主而组成，具有安神定志作用。

● 【功用】主治神志不安疾患的方剂，根据功用又可分为重镇安神和滋养安神两类。

第一节 重镇安神剂

重镇安神剂，适用于治疗心肝之阳偏亢的神志不安之证，症见心神烦乱，失眠，惊悸，怔忡等。常用药物如朱砂、磁石、龙齿、珍珠母等。代表方如朱砂安神丸等。

1. 朱砂安神丸 ★《内外伤辨惑论》

朱砂安神东垣方，归连甘草合地黄，

怔忡不寐心烦乱，清热养阴可复康。

【组成用量】朱砂另研，水飞为衣，五钱（1克）　甘草五钱五分（15克）　黄连去须净，酒洗，六钱（15克）　当归去芦，二钱五分（8克）　生地黄一钱五分（6克）

【功用】镇心安神，清热养血。

【主治】心火亢盛，阴血不足证。症见心神烦乱，失眠多梦，惊悸怔忡，或胸中懊侬，舌尖红，脉细数。

【组方特点】本方镇清并用以祛邪治标，辅以滋养阴血之品以治本，邪正兼顾，标本同治，以祛邪治标为主。

【使用注意】朱砂有毒，含硫化汞，不宜多服久服，以防造成汞中毒；且不宜与碘化物或溴化物同用，以防导致医源性肠炎。

2. 磁朱丸 ★ 《备急千金要方》

> 磁朱丸中有神曲，安神潜阳治目疾，
> 心悸失眠皆可用，癫狂痫证宜服之。

【组成用量】磁石二两（60克）　朱砂一两（30克）　神曲四两（120克）

【功用】重镇安神，交通心肾。

【主治】心肾不交证。症见视物昏花，耳鸣耳聋，心悸失眠，亦治癫痫。

【组方特点】本方主以沉降之法，佐以健胃和中之品，且蜜制为丸。每服少量，药力得缓，无碍胃气。

【使用注意】方中磁石、朱砂均为重坠之品，用量不宜过重，且不宜久服。本方为镇摄之剂，肝肾阴虚火旺者，宜合用滋补肝肾之品。

【鉴别】磁朱丸与朱砂安神丸均用重镇安神之朱砂，皆治心悸失眠等症。但磁朱丸长于重镇安神，交通心肾；主治肾阴不足，心阳偏亢，心肾不交之心悸、失眠、耳鸣、视物昏花等症。而朱砂安神丸长于镇心泻火，养血滋阴；主治心火亢盛，阴血不足之心悸失眠。

第二节　补养安神剂

补养安神剂，适用于阴血不足，心神失养证。症见虚烦不眠，心悸怔忡，健忘多梦，舌红苔少等。常用药物有生地、麦冬、当归等。代表方如天王补心丹等。

1. 天王补心丹 ★ 《校注妇人良方》

> 补心丹用柏枣仁，二冬生地当归身，
> 三参桔梗朱砂味，远志茯苓共养神。

【组成用量】酸枣仁　柏子仁炒　当归身酒洗　天门冬去心　麦门冬去心各二两（各9克）　生地黄酒洗,四两（12克）人参去芦　丹参微炒　玄参微炒　白茯苓去皮　五味子烘　远志去心,炒　桔梗各五钱（各5克）

【功用】滋阴养血，补心安神。

【主治】阴虚血少，神志不安证。症见心悸失眠，虚烦神疲，梦遗健忘，手足心热，口舌生疮，舌红少苔，脉细而数。

【组方特点】本方以滋养阴血，养心安神，标本兼治，重在治本；心肾两顾，重在补心。

【使用注意】本方滋阴之品较多，对于脾胃虚寒，胃纳欠佳，湿痰留滞者，均不宜用。服药期间忌食辛辣之物。

2. 酸枣仁汤 ★ 《金匮要略》

> 酸枣仁汤治失眠，川芎知草茯苓煎，

养血除烦清虚热，安然入睡梦乡甜。

【组成用量】酸枣仁_二升_（15克）　茯苓_二两_（6克）　知母_二两_（6克）　川芎_二两_（6克）　甘草_一两_（3克）

【功用】养血安神，清热除烦。

【主治】肝血不足，虚热内扰之虚烦不眠证。症见虚烦失眠，心悸不安，头目眩晕，咽干口燥，舌红，脉弦细。

【组方特点】本方以酸收为主，辛散为辅，兼以甘缓。体现了《素问·藏气法时论》："肝欲散，急食辛以散之，用辛补之，酸泻之"和"肝苦急，急食甘以缓之"等配伍理论和治疗法则。

【使用注意】方中重用酸枣仁，且需先煎，方能取效。

【鉴别】酸枣仁汤与天王补心丹均具有滋阴养血安神之功；用治阴血不足，虚热内扰之虚烦失眠证。但天王补心丹重用生地黄，并与二冬、玄参等滋阴清热为伍，主治心肾阴血亏少，虚火内扰之证；而酸枣仁汤重用酸枣仁，与茯苓、川芎为伍，养肝血，宁心神，主治肝血不足之证。

3. 甘麦大枣汤　★ 《金匮要略》

金匮甘麦大枣汤，妇人脏躁喜悲伤，
精神恍惚常欲哭，养心安神效力彰。

【组成用量】甘草_三两_（9克）　小麦_一升_（15克）　大枣_十枚_（10枚）

【功用】养心安神，和中缓急。

【主治】脏躁证。症见精神恍惚，常悲伤欲哭，不能自主，心中烦乱，睡眠不安，甚则言行失常，呵欠频作，舌淡红苔少，脉细微数。

【组方特点】本方用药甘润平和，且以小麦为君，颇合《素问·藏气法时论》"肝苦急，急食甘以缓之"以及《灵枢·五味篇》"心病者，宜食麦"之旨。

【使用注意】痰火内盛的癫狂证，非本方所宜。

4. 养心汤 ★ 《仁斋直指方论》

> 养心汤用草芪参，二茯芎归柏子寻，
>
> 夏曲远志兼桂味，再加酸枣总宁心。

【组成用量】黄芪_炙 白茯苓 茯神 半夏 当归 川芎_{各半两}（各 15 克） 远志_{取肉,姜汁腌,焙} 辣桂（即肉桂） 柏子 酸枣仁_{浸,去皮,隔纸炒香} 北五味子 人参_{各一份}（各 8 克） 甘草_{炙,四钱}（12 克）

【功用】补益气血，养心安神。

【主治】气血不足，心神不宁证。症见神思恍惚，心悸易惊，失眠健忘，舌淡脉细。

【组方特点】本方气血并补，重在益气；心脾同治，重在养心安神。

第十二章 开窍剂

● 【含义】开窍剂是以芳香开窍药为主组成，具有开窍醒神等作用。

● 【功用】用以治疗神昏窍闭之证的方剂。根据功用分为凉开和温开两类。

第一节 凉开剂

凉开剂，适用于温热邪毒内陷心包的热闭证。常用芳香开窍药如麝香、冰片、郁金、菖蒲等配伍组成。

1. 安宫牛黄丸 ★ 《温病条辨》

安宫牛黄开窍方，芩连栀郁朱雄黄，

牛角珍珠冰麝箔，热闭心包功效良。

【组成用量】牛黄—两（30克） 郁金—两（30克） 黄连—两（30克） 朱砂—两（30克） 山栀—两（30克） 雄黄—两（30克） 黄芩—两（30克） 犀角（水牛角代）—两（30克） 梅片二钱五分（7.5克） 麝香二钱五分（7.5克） 真珠五钱（15克）

【功用】清热解毒，豁痰开窍。

【主治】邪热内陷心包证。症见高热烦躁，神昏谵语，口干舌燥，痰涎壅盛，舌红或绛，脉数。亦治中风昏迷，小儿惊厥，属邪热内闭者。

【组方特点】本方清热泻火、凉血解毒与芳香开窍并用，但以清热解毒为主，意在驱邪外出，"使邪火随诸香一齐俱散也"。

【使用注意】本方为热闭证而设，寒闭证或脱禁证禁用。本方含香窜、寒凉及有毒之品，当中病即止，不宜过服、久服。孕妇慎用。

2. 紫雪 ★ 《外台秘要》

紫雪羚牛朱朴硝，硝磁寒水滑石膏，

丁沉木麝升玄草，更用赤金法亦超。

【组成用量】石膏　寒水石　滑石　磁石各三斤（各1500克）　水牛角浓缩粉　羚羊角屑　沉香　青木香各五两（各150克）　玄参　升麻各一斤（各500克）　甘草炙,八两（240克）　丁香一两（30克）　芒硝制,十斤　硝石精制,四升　麝香五分　朱砂三两　黄金一百两

【功用】清热开窍，息风止痉。

【主治】热陷心包，热盛动风证。症见高热烦躁，神昏谵语，痉厥，斑疹吐衄，口渴引饮，唇焦齿燥，尿赤便秘，舌红绛苔干黄，脉数有力或弦数，以及小儿热盛惊厥。

【组方特点】本方以金石重镇、甘寒咸凉与芳香开窍之品相伍，心肝并治，清热开窍之中更具息风止痉之效，

既开上窍，又通下窍。

【使用注意】服用过量有损伤元气之弊，甚至可出现大汗，肢冷，心悸，气促等症，故应中病即止。孕妇忌用。

3. 至宝丹 ★ 《太平惠民和剂局方》

至宝朱砂麝息香，雄黄牛角与牛黄，
金银二箔兼龙脑，琥珀还同玳瑁良。

【组成用量】水牛角 浓缩粉　朱砂 研飞　雄黄 研飞　生玳瑁 屑,研　琥珀 研,各一两　麝香 研　龙脑 研,各一分　金箔 半入药,半为衣银箔研,各五十片　牛黄 研,半两　安息香 一两半,为末,以无灰酒搅澄飞过,滤去沙土,约得净数一两,慢火熬成膏

【功用】清热开窍，化浊解毒。

【主治】痰热内闭心包证。症见神昏谵语，身热烦躁，痰盛气粗，舌红苔黄垢腻，脉滑数，以及中风、中暑、小儿惊厥属于痰热内闭者。

【组方特点】本方于化浊开窍，清热解毒之中兼能通络散瘀，镇心安神，但以化浊开窍为主，清热解毒为辅。

【使用注意】方中芳香辛燥之品较多，有耗阴竭液之弊，故神昏谵语由于阳盛阴虚所致者不宜使用。孕妇慎服。

【鉴别】安宫牛黄丸、紫雪、至宝丹合称"凉开三宝"，皆由芳香开窍药和清热凉血解毒药为主组成，是凉开法的常用方剂，均有清热开窍之功，可治热闭心包之

证。但同中有异，其中，安宫牛黄丸长于清热解毒，适用于热盛之证；至宝丹长于化浊辟秽，适用于秽浊偏盛、邪热较轻之证；紫雪清热解毒之功不及安宫牛黄丸，化浊开窍之功逊于至宝丹，但长于息风止痉，故对热闭心包，热盛动风，神昏而有惊厥者，较为适宜。

第二节　温开剂

温开剂，适用于中风，中寒，气郁，痰厥等属于寒闭之证，症见卒然昏倒，牙关禁闭，神昏不语，苔白脉迟等，常用芳香开窍药，如麝香、苏合香、冰片等。

苏合香丸　★　《太平惠民和剂局方》

> 苏合香丸麝息香，木丁熏陆荜檀襄，
> 犀冰术沉诃香附，衣用朱砂中恶尝。

【组成用量】苏合香　龙脑(冰片)各一两　麝香　安息香用无灰酒一升熬膏　青木香　香附　白檀香　荜茇　丁香　沉香各二两　熏陆香(乳香)制,一两　白术　诃黎勒煨　朱砂各二两　水牛角浓缩粉,二两

【功用】温通开窍，行气止痛。

【主治】寒闭证。症见突然昏倒，牙关紧闭，不省人事，苔白，脉迟；心腹卒痛，甚则昏厥。亦治中风、中气及感受时行瘴疠之气，属于寒闭证者。

【组方特点】本方以芳香开窍药为主，重点配伍行气解郁，辟秽化浊，温中止痛之品，并少佐补气及收涩之

药，如此组方，既可加强芳香开窍与行气止痛之功，又可防止香散耗气伤正之弊，配伍极其精当。

【使用注意】方中药物辛香走窜，有损胎气，孕妇忌用。脱证，热闭证均忌用。

第十三章 理气剂

● 【含义】理气剂指以理气药为主组成，具有行气或降气的作用。

● 【功用】主治气滞或气逆病证的方剂。因情志失常，或寒温失调，或饮食失节，或劳倦太过等因素，均可使气的升降出入运动异常，或气滞不行，或升降失序，以致脏腑功能失调而发生疾病。气机郁滞为主者，治宜行气而调之；气上冲逆为主者，则当降气以平之，故理气剂一般分为行气与降气两类。

第一节 行气剂

行气剂有疏畅气机的作用，适用于气机郁滞的病证。临床气机郁滞以脾胃气滞证和肝气郁滞证常见。脾胃气滞多见脘腹胀满，嗳气吞酸，呕恶食少，大便不调等症，常用药物有陈皮、厚朴、木香、枳壳、砂仁等；肝气郁滞多见有胸胁或少腹胀痛，或疝气痛，或月经不调、痛经等症，常用药有香附、乌药、川楝子、青皮、郁金等。代表方如越鞠丸、柴胡疏肝散、半夏厚朴汤等。

1. 越鞠丸 ★ 《丹溪心法》

> 越鞠丸治六般郁，气血湿痰食火因，
> 香附芎苍兼栀曲，气畅郁舒痛闷伸。

【组成用量】香附　川芎　苍术　神曲　栀子各等份（各6克）

【功用】行气解郁。

【主治】六郁证。症见胸膈痞闷，脘腹胀满或疼痛，嗳腐吞酸，恶心呕吐，饮食不消。

【组方特点】本方配伍以五药治六郁，贵在治病求本。行气、活血、祛湿、清热、消食诸法并举，重在调理气机。

【使用注意】方中诸药大多温燥行散，兼阴液不足者慎用。

2. 柴胡疏肝散 ★ 《证治准绳》

> 柴胡疏肝芍川芎，枳壳陈皮草香附，
> 疏肝行气兼活血，胁肋疼胀立能除。

【组成用量】陈皮醋炒　柴胡各二钱（各6克）　川芎　香附　枳壳麸炒　芍药各一钱半（各4.5克）　甘草炙,五分（1.5克）

【功用】疏肝解郁，行气止痛。

【主治】肝气郁滞证。症见胁肋疼痛，胸闷善太息，情志抑郁，或易怒，或嗳气，脘腹胀满，脉弦。

【组方特点】本方以大队辛散入肝理气之药为主，辅佐以养血柔肝、活血畅脉、和胃降逆之品，疏肝之中兼以养肝，理气之中兼以调血，调肝兼行和胃，诚为疏肝理气解郁之良方。

【使用注意】本方芳香辛燥，不宜久煎；易耗气伤阴，不宜久服；孕妇也当慎用。

3. 金铃子散 ★ 《太平圣惠方》

> 金铃子散止痛方，玄胡酒调效更强，
> 疏肝清热行气血，心腹胸胁痛经良。

【组成用量】金铃子 延胡索各一两（各9克）

【功用】疏肝泄热，活血止痛。

【主治】肝郁化火证。症见胸腹胁肋诸痛，或月经、疝气痛时发时止，口苦，舌红苔黄，脉弦数。

【组方特点】本方以川楝子与玄胡索相使而伍，不仅行气止痛之功倍增，又兼清热活血之效，对于肝郁化火、气滞血瘀之胸腹胁肋疼痛诸症甚合。

【使用注意】孕妇慎用。

4. 瓜蒌薤白白酒汤 ★ 《金匮要略》

> 瓜蒌薤白白酒汤，胸痹胸闷痛难当，
> 喘息短气时咳唾，难卧当加半夏良。

【组成用量】瓜蒌实捣,一枚（24克） 薤白半升（12克）白酒七升（适量）

【功用】通阳散结，行气祛痰。

【主治】胸痹，胸阳不振，痰气互结证。症见胸中闷痛，甚至胸痛彻背，喘息咳唾，短气，舌苔白腻，脉沉弦或紧。

【组方特点】本方行气与祛痰并行，宽胸与通阳相协，寓散寒化痰活血于理气之中，为治疗胸痹的常用方。

【使用注意】阳虚气弱之胸痹，不宜单用本方。

5. 半夏厚朴汤 ★ 《金匮要略》

半夏厚朴痰气疏，茯苓生姜共紫苏，

加枣同煎名四七，痰凝气滞皆能除。

【组成用量】半夏一升（12克）　厚朴三两（9克）　茯苓四两（12克）　生姜五两（9克）　苏叶二两（6克）

【功用】行气散结，降逆化痰。

【主治】梅核气。症见咽中如有物阻，咯吐不出，吞咽不下，胸膈满闷，或咳或呕，舌苔白润或白腻，脉弦缓或弦滑。

【组方特点】本方辛苦合用，辛以行气散结，苦以燥湿降逆，使气顺则痰消结散，痰化则气行郁开。痰气并治，行中有降。

【使用注意】本方用药多为苦辛温燥之品，易于伤阴助热，故阴虚津亏或火旺者不宜使用。

6. 枳实消痞丸 ★ 《兰室秘藏》

枳实消痞四君全，麦芽夏曲朴姜连，

蒸饼糊丸消积满，消中有补两相兼。

【组成用量】干生姜一钱（3克）　炙甘草　麦芽曲　白

茯苓　白术各二钱（各 6 克）　半夏曲　人参各三钱（各 9 克）厚朴炙，四钱（12 克）　枳实（15 克）　黄连各五钱（各 15 克）

【功用】行气消痞，健脾和胃。

【主治】脾虚气滞，寒热互结证。症见心下痞满，不欲饮食，倦怠乏力，大便失调，舌苔腻而微黄，脉弦。

【组方特点】方中枳实、厚朴用量独重，其黄连用量大于干姜，故本方功用消重于补，清大于温。其治当属实多虚少，热重寒轻之证。

【使用注意】本方功偏行散，痞满而虚多实少者慎用。

7. 厚朴温中汤 ★ 《内外伤辨惑论》

> 厚朴温中陈草苓，干姜草蔻木香行，
>
> 煎服加姜治腹痛，虚寒胀满用皆灵。

【组成用量】厚朴姜制　陈皮去白，各一两（各 15 克）　甘草炙　茯苓去皮　草豆蔻仁　木香各五钱（各 8 克）　干姜七分（2 克）

【功用】行气除满，温中化湿。

【主治】脾胃气滞寒湿证。症见脘腹胀满或疼痛，不思饮食，四肢倦怠无力，舌苔白腻，脉沉弦。

【组方特点】本方重用行气药配伍温中淡渗之品，兼以散寒燥湿。方名虽曰"温中"，但功用重在行气燥湿除满。

【使用注意】本方药性温燥，脘腹胀满属于气虚不运或胃阴不足者，不宜使用本方，以免耗气伤阴。气滞化热者亦忌用。

8. 天台乌药散 ★ 《圣济总录》

> 天台乌药木茴香，巴豆制楝青槟姜，
>
> 行气疏肝止疼痛，寒疝腹痛是良方。

【组成用量】天台乌药　木香　茴香_{微炒}　青橘皮_{汤浸,去白,焙}　高良姜_{炒,各半两}（各15克）　槟榔_{锉,两个}（9克）川楝子_{十个}（15克）　巴豆_{微炒,敲破,同川楝子二味用麸一升炒,候麸黑色,}_{拣去巴豆并麸不用,七十粒}（12克）

【功用】行气疏肝，散寒止痛。

【主治】寒凝气滞证。症见小肠疝气，小腹引控睾丸而痛，偏坠肿胀，苔白，脉弦。亦治妇女痛经，瘕聚等属气滞寒凝者。

【组方特点】本方以辛温芳香之品行气疏肝，散寒通滞，并作散以温酒送服，体现行气温肝之法，即"治疝必先治气"；且川楝子与巴豆同炒，巧施"去性存用"之法。

【使用注意】本方药性温散，疝痛属肝肾阴虚气滞或兼有内热者，应禁用。

9. 加味乌药汤 ★ 《奇效良方》

> 加味乌药汤砂仁，香附木香乌草伦，
>
> 配入玄胡共六味，经前胀痛效堪珍。

【组成用量】乌药　缩砂　木香　延胡索_{各一两}（各10克）　香附_{炒,去毛,二两}（10克）　甘草_{一两半}（5克）

【功用】行气活血，调经止痛。

【主治】肝郁气滞之痛经证。症见月经前或月经初行时，少腹胀痛，胀甚于痛，或连胸胁乳房胀痛，舌淡，苔薄白，脉弦紧。

【组方特点】本方集辛香温通行气之品于一方，以行气而兼活血，疏肝而兼畅脾为特点，尤宜于肝气郁滞兼寒之痛经。

【使用注意】本方药偏行散，对经痛绵绵属冲任虚损者不宜。

第二节 降气剂

降气剂具有降气平喘或降逆止呕作用，适用于肺气上逆或胃气上逆等气机上逆之证。肺气上逆以喘咳为主要见症，常用降气平喘药物有苏子、厚朴、杏仁、款冬花、紫菀等；胃气上逆以呃逆、呕吐、噫气等为主要见症，常用降逆下气药物有旋覆花、代赭石、半夏、竹茹、丁香、柿蒂等。代表方如苏子降气汤、定喘汤、旋覆代赭汤等。

1. 苏子降气汤 ★ 《备急千金要方》

苏子降气半夏归，前胡桂朴草姜随，

上实下虚痰嗽喘，或加沉香去肉桂。

【组成用量】紫苏子 半夏汤_{洗七次，各二两半}（各 9 克）川当归_{去芦，两半}（6 克） 甘草_{炙，二两}（6 克） 前胡_{去芦} 厚朴_{去粗皮，姜汁拌炒，各一两}（各 6 克） 肉桂_{去皮，一两半}（3 克）

【功用】降气平喘，祛痰止咳。

【主治】上实下虚之喘咳证。症见痰涎壅盛，喘咳短气，胸膈满闷，或腰疼脚软，或肢体浮肿，舌苔白滑或白腻，脉滑。

【组方特点】本方以降气祛痰药配伍温肾补虚药，虚实并治，标本兼顾，而以泻实治标为主；大队降逆之品中参以宣散之药，众多苦温之味中酌用凉润之品，使降中寓升，温而不燥。

【使用注意】本方重在降气祛痰，下元虚甚之喘逆气短者，不宜使用。

2. 定喘汤 ★ 《摄生众妙方》

> 定喘白果与麻黄，款冬半夏白皮桑，
> 苏杏黄芩兼甘草，风寒痰热喘哮尝。

【组成用量】白果去壳,砸碎炒黄,二十一枚（9克）　麻黄三钱（9克）　苏子二钱（6克）　甘草一钱（3克）　款冬花三钱（9克）　杏仁一钱五分（9克）　桑白皮三钱（9克）　黄芩一钱五分（6克）　法制半夏三钱（9克）

【功用】宣肺降气，清热化痰。

【主治】风寒外束，痰热内蕴之哮喘证。症见哮喘咳嗽，痰多气急，痰稠色黄，微恶风寒，舌苔黄腻，脉滑数。

【组方特点】本方宣开与清降并用，发散与收敛兼施，融散、收、清、降于一方，定喘止咳之力颇著。

【使用注意】新感风寒，内载痰热者；哮喘日久，肺肾阴虚或气虚脉弱者，均不宜使用本方。

【鉴别】定喘汤与苏子降气汤均为降气平喘之剂。定喘汤是用宣肺之麻黄与敛肺之白果相伍，配以清热化痰、降气平喘之品，而成宣肺降气、清热化痰之剂，主治风寒外束痰热内蕴之哮喘；苏子降气汤以降气消痰之苏子为主，配以下气祛痰、温肾纳气之品，主治上实下虚而以上实为主之哮喘。

3. 四磨汤 ★ 《济生方》

> 四磨饮子七情侵，人参乌药及槟沉，
> 浓磨煎服调滞气，实者枳壳易人参。

【组成用量】人参（6克）　槟榔（9克）　沉香（6克）天台乌药（6克）

【功用】行气降逆，宽胸散结。

【主治】肝郁气逆证。胸膈胀闷，上气喘急，心下痞满，不思饮食，苔白脉弦。

【组方特点】本方行气与降气同用，以行气开郁为主；破气与补气相合，行降逆气而不伤正。

【使用注意】本方乃破气降逆之峻剂，适宜于气机郁结重证。胸膈胀满，属脾虚肾亏者应慎用。

4. 旋覆代赭汤 ★ 《伤寒论》

> 旋覆代赭用人参，半夏姜甘大枣临，
> 化痰降逆兼调补，痞鞕噫气力能禁。

【组成用量】旋覆花三两（9克）　人参二两（6克）　代赭石一两（9克）　甘草炙,三两（9克）　半夏洗,半升（9克）　生

姜五两（10克）　大枣十二枚,擘（4枚）

【功用】降逆化痰，益气和胃。

【主治】胃虚痰气逆阻证。症见心下痞鞕，噫气不除，或反胃呕逆，吐涎沫，舌淡，苔白滑，脉弱而虚。

【组方特点】本方以降逆消痰和益气补虚之品同用，标本兼治，镇降逆气不伤胃，益气补中不助痰。值得注意的是，证属胃虚气逆，虽用代赭石，但其性寒质重，小用其量，是恐其犯"虚虚"之误。

【使用注意】代赭石性寒沉降，有碍胃气，中焦虚寒者，不可重用。

5. 橘皮竹茹汤　★《金匮要略》

> 橘皮竹茹治呕逆，人参甘草枣姜益，
> 胃虚有热失和降，久病之后更相宜。

【组成用量】橘皮二升（12克）　竹茹二升（12克）　生姜半斤（9克）　甘草五两（6克）　人参一两（3克）　大枣三十枚,擘（5枚）

【功用】降逆止呃，益气清热。

【主治】胃虚有热之呃逆。症见呃逆或干呕，虚烦少气，口干，舌红嫩，脉虚数。

【组方特点】本方以甘寒之竹茹与辛温之橘皮、生姜相伍，则清而不寒；以益气养胃之人参、大枣、甘草与行气和胃之橘皮相合，则补而不滞。

【使用注意】呃逆、呕吐等属虚寒或实热者，均不宜使用本方。

6. 丁香柿蒂散 ★ 《症因脉治》

丁香柿蒂人参姜，呃逆因寒中气伤，
温中降逆又益气，胃气虚寒最相当。

【组成用量】丁香（6 克）　柿蒂（9 克）　人参（3 克）
生姜（6 克）

【功用】降逆止呃，温中益气。

【主治】胃气虚寒呃逆证。症见呃逆不已，胸脘痞闷，
舌淡苔白，脉沉迟。

【组方特点】本方以降逆和胃为主，兼以温中补虚，
寓温补于降逆之中。

【使用注意】本方性偏温热，胃热呃逆不宜使用。

第十四章 理血剂

● 【含义】理血剂指以理血药为主组成，具有活血祛瘀或止血作用。

● 【功用】主治瘀血或出血病证。血是水谷精微所化生，为人体重要的营养物质，内以荣润五脏六腑，外以濡养四肢百骸。若生化无源，营血亏损；或血行不畅，瘀滞内停；或离经妄行，血溢脉外，则形成血虚、血瘀、血溢等血分病证。本章分为活血祛瘀和止血两类。

第一节 活血化瘀剂

活血化瘀剂，适用于瘀血所致的痛经、闭经、癥瘕、恶露不行、半身不遂、外伤瘀痛等，临床表现以刺痛有定处、入夜尤甚、舌紫黯，或有瘀斑瘀点，经血中有血块，局部出现包块，触之有形，固定不移，按之疼痛，脉涩或弦为特点。常用的活血化瘀药有桃仁、红花、川芎、赤芍、丹参等。代表方如桃核承气汤、血府逐瘀汤等。

1. 桃核承气汤 ★ 《伤寒论》

桃核承气五药施，甘草硝黄并桂枝，
瘀热互结小腹胀，蓄血如狂最相宜。

【组成用量】桃仁去皮尖,五十个（12克）　大黄四两（12克）桂枝去皮,二两（6克）　甘草炙,二两（6克）　芒硝二两（6克）

【功用】逐瘀泻热。

【主治】下焦蓄血证。症见少腹急结，小便自利，其人如狂，甚则烦躁谵语，至夜发热，或妇人闭经、痛经，脉象沉实或涩。

【组方特点】本方以活血祛瘀药配伍泻热攻下药，瘀热同治，并使邪有出路；在大队寒药中配入少量桂枝，既助桃仁等活血之力，又可使全方凉而不遏。

【使用注意】原方"先食，温服"使药力下行。服后"当微利"，使蓄血除，瘀热清，邪有出路。表证未解，当先解表，而后再用本方。因本方为破血下瘀之剂，故孕妇禁用。

2. 血府逐瘀汤 ★ 《医林改错》

血府逐瘀生地桃，红花枳壳膝芎饶，
柴胡赤芍甘桔梗，血化下行不作痨。
通窍全凭好麝香，桃红大枣老葱姜，
川芎黄酒赤芍药，表里通经第一方。
膈下逐瘀桃牡丹，赤芍乌药元胡甘，
归芎灵脂红花壳，香附开郁血亦安。
少府逐瘀芎炮姜，元胡灵脂芍茴香，
蒲黄肉桂当没药，调经种子第一方。
身痛逐瘀膝地龙，香附羌秦草归芎，
黄芪苍柏量加减，要紧五灵桃没红。

【组成用量】桃仁四钱（12克）　红花三钱（9克）　当归三钱（9克）　生地黄三钱（9克）　川芎一钱半（5克）　赤芍二钱（6克）　牛膝三钱（9克）　桔梗一钱半（5克）　柴胡一钱（3克）　枳壳二钱（6克）　甘草一钱（3克）

【功用】活血祛瘀，行气止痛。

【主治】胸中血瘀证。症见胸痛，或头痛日久，痛如针刺而有定处，或呃逆日久不止，或内热烦闷，或心悸失眠，急躁易怒，入暮潮热，唇黯或两目黯黑，舌质黯红或有瘀斑，脉涩或弦紧。

【组方特点】本方气血兼顾。寓行气于活血之中，行气活血而能相得益彰；寓养于行散之中，活血而无耗血之虑；升降同用，使瘀血下行，气机畅达，脏腑和调。

【使用注意】本方活血祛瘀作用较强，孕妇忌用，以免堕胎。

【鉴别】血府逐瘀汤、通窍活血汤、膈下逐瘀汤、少腹逐瘀汤、身痛逐瘀汤皆为王清任创制之活血化瘀剂，习称"五逐瘀汤"。五方均用川芎，或配以桃仁、红花，或伍以芍药、当归为基础加减组成，同具有活血祛瘀止痛之功，主治瘀血所致之证。然血府逐瘀汤中配伍行气宽胸的枳壳、桔梗、柴胡及引血下行的牛膝，故宜通胸胁气滞，引血下行之力较佳，主治胸中瘀阻之证；通窍活血汤中配伍通阳开窍的麝香、老葱、生姜，辛香温通作用较好，重在活血通窍，主治瘀阻头面之证；膈下逐瘀汤配伍香附、乌药、枳壳，行气止痛作用较强，善治膈下瘀血证；少腹逐瘀汤配伍辛热温通之干姜、官桂、小茴香，偏于温经散寒止痛，以寒凝血瘀之少腹疼痛、月经不调、痛经为最宜；身痛逐瘀汤配伍秦艽、羌活、地龙，长于活血通络，宣痹止痛，用于瘀阻脉络之肢体痹痛或关节疼痛等症。

3. 补阳还五汤 ★ 《医林改错》

> 补阳还五芎桃红，赤芍归尾加地龙，
>
> 四两生芪为君药，补气活血经络通。

【组成用量】黄芪生,四两（120克） 当归尾二钱（6克） 赤芍一钱半（5克） 地龙一钱（3克） 川芎一钱（3克） 红花一钱（3克） 桃仁一钱（3克）

【功用】补气活血通络。

【主治】气虚血瘀之中风。症见半身不遂，口眼㖞斜，语言謇涩，口角流涎，小便频数或遗尿不禁，舌黯淡，苔白，脉缓。

【组方特点】本方以大剂补气药配以少量活血通络之品（黄芪五倍于行血药之总量），使元气大振，鼓动血行，活血而不伤血，共奏补气活血通络之功。

【使用注意】中风半身不遂者使用本方时，患者应神志清醒；治疗中常需久服，愈后仍宜每隔三五日或七八日一剂继服，以巩固疗效，防止复发。

4. 复元活血汤 ★ 《医学发明》

> 复元活血汤柴胡，花粉当归山甲俱，
>
> 桃仁红花大黄草，损伤瘀血酒煎去。

【组成用量】柴胡半两（15克） 瓜蒌根 当归各三钱（各

9克）　红花　甘草　穿山甲炮,各二钱（各 6 克）　大黄酒浸,一两（30 克）　桃仁酒浸,去皮尖,研如泥,五十个（9 克）

【功用】活血祛瘀，疏肝通络。

【主治】跌打损伤，瘀血阻滞证。症见胁肋瘀肿，痛不可忍。

【组方特点】本方以活血祛瘀与疏肝行气相伍，大黄配柴胡，升降相合，速攻胁下瘀血。

【使用注意】服药后应"以利为度"不必尽剂，因瘀血已下，免伤正气；若虽"得利痛减"，而病未痊愈，需继续服药者，据证易方或调整原方剂量；孕妇忌服。

【鉴别】复元活血汤与血府逐瘀汤皆为气血同治之方，活血化瘀配疏肝理气，以祛瘀为主，理气为辅，是治疗胸胁瘀积疼痛之要方。但复元活血汤祛瘀止痛之力较大，以治跌打损伤、瘀留胁下之证；血府逐瘀汤则以活血化瘀为主，主治血瘀气滞而留结胸中之胸中血瘀证。

5. 温经汤 ★ 《金匮要略》

温经汤用桂萸芎，归芍丹皮姜夏冬，
参草阿胶调气血，暖宫祛瘀在温通。

【组成用量】吴茱萸三两（9 克）　当归二两（6 克）　芍药二两（6 克）　川芎二两（6 克）　人参二两（6 克）　桂枝二两（6 克）　阿胶二两（6 克）　牡丹皮去心,二两（6 克）　生姜二两（6 克）　甘草二两（6 克）　半夏半升（6 克）　麦冬去心,一升（9 克）

【功用】温经散寒，养血祛瘀。

【主治】冲任虚寒，瘀血阻滞证。症见漏下日久，月经提前或推后，或一月数行，或经停不至，或痛经，小腹冷痛，唇口干燥，傍晚发热，手心烦热。亦或女子久不受孕。

【组方特点】本方以温清消补并用，但以温经补养为主；大队温补药与少量寒凉药相配，能使全方温而不燥，刚柔相济，以成温养化瘀之剂。

【使用注意】崩漏患者服药后，可能会出现短时出血增多的情况，此属正常现象。月经不调属瘀热或阴虚者应慎用。

6. 生化汤 ★ 《傅青主女科》

> 生化汤宜产后尝，归芎桃草酒炮姜，
> 恶露不行少腹痛，化瘀温经功效彰。

【组成用量】全当归八钱（24克）　川芎三钱（9克）　桃仁去皮尖,研,十四粒（6克）　炮姜五分（2克）　炙甘草五分（2克）

【功用】养血活血，温经止痛。

【主治】血虚寒凝，瘀血阻滞证。症见产后恶露不行，小腹冷痛，脉迟细或弦。

【组方特点】本方既能养血又能活血，既能化瘀血又能生新血，兼具温经散寒止痛之功。

【使用注意】产后血热而有瘀滞者，或恶露过多，出血不止，甚则汗出气短神疲者，不宜使用。

7. 桂枝茯苓丸 ★ 《金匮要略》

> 金匮桂枝茯苓丸，桃仁芍药和牡丹，

等份为末蜜丸服，活血化瘀癥块散。

【组成用量】桂枝　茯苓　牡丹皮_{去心}　芍药　桃仁_{去皮尖,熬各等份}（各9克）

【功用】活血化瘀，缓消癥块。

【主治】瘀阻胞宫证。症见妇人妊娠胎动不安，漏下不止，血色紫黑晦暗，腹痛拒按。

【组方特点】①通因通用。本方证因瘀血留阻胞宫所致，瘀血癥块不消，漏下终不能止，势必影响胎元，故治从活血化瘀以安胎元。但恐祛瘀过猛，易损胎气，故取缓消癥块之法。②寒温同用。桂枝温通血脉，伍以丹皮，清化瘀热，更佐芍药苦微寒益阴养血和营，活血消癥而无耗伤阴血之弊。

【使用注意】孕妇确有瘀血癥块，方可应用本方。用治子宫肌瘤时，应严格掌握剂量，以防止祛瘀太过而伤阴血。

8. 失笑散 ★ 《太平惠民和剂局方》

失笑灵脂与蒲黄，等分为散醋煎尝，
血瘀胸腹时作痛，祛瘀止痛效非常。

【组成用量】五灵脂_{酒研,淘去沙土}　蒲黄_{炒香,各等份}（各6克）

【功用】活血祛瘀，散结止痛。

【主治】瘀血疼痛证。症见心胸或脘腹刺痛，或产后恶露不行，或月经不调，少腹急痛等。

【组方特点】五灵脂配伍蒲黄，活血兼以调气，气血兼顾；制以酽醋和药熬膏，有助于化瘀通络，活血止痛。

【使用注意】孕妇禁用。五灵脂易败胃，脾胃虚弱者及妇女月经期慎用。

9. 大黄䗪虫丸 ★ 《金匮要略》

大黄䗪虫芩芍桃，地黄杏草漆蛴螬，

水蛭虻虫和丸服，祛瘀生新干血疗。

【组成用量】大黄蒸,十分（7.5克） 黄芩二两（6克） 甘草三两（9克） 桃仁一升（6克） 杏仁一升（6克） 芍药四两（12克） 干地黄十两（30克） 干漆一两（3克） 虻虫一升（6克） 水蛭百枚（6克） 蛴螬一升（6克） 䗪虫半升（3克）

【功用】活血消癥，祛瘀生新。

【主治】五劳虚极。症见形体虚羸，腹满不能饮食，肌肤甲错，两目黯黑，或潮热，妇女经闭不行，舌质紫黯，或边有瘀斑，脉象迟涩。

【组方特点】本方破血逐瘀力强，补虚扶正，寓补于攻，破血而不伤血；峻药缓服，服药量极小，制以丸剂，适用于五劳虚极之体宜以渐消缓散者。

【使用注意】孕妇禁用，有出血倾向者慎用。初服时少数患者可能会出现轻度腹泻，一周左右即可消失。皮肤过敏者停服。

第二节 止血剂

止血剂，适用于血溢脉外而出现的全身不同部位的出血，如吐血、衄血、咯血、尿血、便血、崩漏及外伤出血等。若因于血热妄行者，宜凉血止血；因于阳虚不能统血者，当温阳益气摄血；因于瘀阻络损者，宜化瘀止血；因于冲任失固者，应调摄冲任。常用的热证出血药物有侧柏叶、小蓟、白茅根、槐花、地榆等；常用的寒证出血药有炮姜、艾叶、灶心土等；瘀血之出血常用三七、蒲黄等。代表方如十灰散、咳血方、槐花散、小蓟饮子、黄土汤等。

1. 十灰散 ★ 《十药神书》

十灰散用十般灰，柏茅茜荷丹棕随，
二蓟栀黄皆炒黑，凉降止血此方推。

【组成用量】大蓟　小蓟　荷叶　侧柏叶　白茅根　茜根　山栀　大黄　牡丹皮　棕榈皮各等份（各 9 克）

【功用】凉血止血。

【主治】血热妄行之上部出血证。症见咯血、吐血、衄血，血色鲜红，来势急爆，舌红，脉数。

【组方特点】本方十味炭药合用，收敛止血之功颇著；寓降于清之中，平降火气而助凉血止血；寓化瘀于凉血止血之中，使热清血止而不留瘀。

【使用注意】本方为急则治标之剂，血止之后，还当审因图本，方能巩固疗效，对虚寒性出血不宜使用。方中药物皆"烧炭"，但应注意"存性"，否则药效不确。

2. 咳血方 ★ 《丹溪心法》

咳血方中诃子收，瓜蒌海粉山栀投，

青黛蜜丸口噙化，咳嗽痰血服之廖。

【组成用量】青黛_{水飞}（6克）　瓜蒌仁_{去油}（9克）　海粉（9克）　山栀子_{炒黑}（9克）　诃子（6克）

【功用】清肝宁肺，凉血止血。

【主治】肝火犯肺之咳血证。症见咳嗽有痰，色黄黏稠，痰中带血，咯吐不爽，胸胁作痛，心烦易怒，口苦便结，舌淡苔黄，脉象弦数。

【组方特点】本方肝肺同治，以清肝为主，清肺化痰为佐，于清热泻火之中而现止血之能，实为图本之法。

【使用注意】本方寒凉降泄，故肺肾阴虚及脾虚便溏者不宜。

3. 小蓟饮子 ★ 《玉机微义》

小蓟饮子藕蒲黄，木通滑石生地黄，

归草栀子淡竹叶，血淋热结服之良。

【组成用量】生地　小蓟　滑石　木通　蒲黄　藕节淡竹叶　当归　山栀子　甘草_{各等份}（各9克）

【功用】凉血止血，利尿通淋。

【主治】热结下焦之血淋、尿血证。症见小便频数，赤涩热痛，尿中见血，或血尿，舌红苔黄，脉数。

【组方特点】本方以凉血止血药与利水通淋药配伍，且止血之中兼以化瘀，使血止而不留瘀；利水通淋之中兼以养阴血，使利尿不伤阴。

【使用注意】方中药物多属寒凉通利之品，只适用于实热证。若血淋、尿血日久兼寒或阴虚火动或气血不摄者，均不宜使用。

4. 槐花散 ★ 《普济本事方》

> 槐花散为便血方，侧柏荆芥枳壳充，
>
> 等分为末米饮下，宽肠凉血逐风动。

【组成用量】槐花炒　柏叶杵,焙　荆芥穗　枳壳麸炒,各等份（各9克）

【功用】清肠止血，疏风行气。

【主治】风热湿毒，壅遏大肠，损伤血络便血证。症见肠风、脏毒，便前出血，或便后出血，或粪中带血，血色鲜红或晦暗污浊，舌红苔黄或腻，脉数或滑。

【组方特点】本方寓理气于止血之中，寄收涩于清疏之内，相反相成，配伍得宜。

【使用注意】本方药性寒凉，只宜暂用，不可久服；便血属气虚或阴虚者，不宜使用。

5. 黄土汤 ★ 《金匮要略》

> 黄土汤将远血医，胶芩地术附甘齐，
>
> 温阳健脾能摄血，吐衄便崩服之宜。

【组成用量】甘草　干地黄　白术　附子炮　阿胶　黄芩各三两（各9克）　灶心黄土半斤（30克）

【功用】温阳健脾，养血止血。

【主治】脾阳不足，脾不统血证。症见大便下血，或吐血、衄血、妇人崩漏，血色黯淡，四肢不温，面色萎黄，舌淡苔白，脉沉细无力。

【组方特点】本方寒热并用，刚柔相济，标本兼顾，温阳而不伤阴动血，滋阴而不腻滞碍阳。

【使用注意】阴虚血热之出血者不宜。

第十五章 治风剂

● 【含义】治风剂指以辛散疏风或滋潜息风等药物为主组成，具有疏散外风或平息内风等作用。

● 【功用】用以治疗风病。风病分为外风和内风。外风致病的临床表现除表证外，主要有风邪上犯头目所致的头痛目眩；风邪与湿热相搏于肌肤所致的皮肤瘙痒、湿疹；风邪中于经络所致的口眼㖞斜、手足不能运动；风邪与痰湿、瘀血阻于肢体经络、筋脉、骨节所致的四肢挛痛、麻木、屈伸不利；或破伤风毒所致的口噤不开、手足拘急甚至角弓反张等。"内风"是指脏腑功能失调所引起的风病，其病变主要在肝。常见有肝风上扰，肝阳升发，亢逆无制所致的眩晕、头痛、中风昏倒、半身不遂；或肝经邪热炽盛，热极生风所致的高热抽搐；或肝肾阴血亏虚，筋脉失养，虚风内动所致的筋脉拘挛、手足蠕动、震颤等。本章方剂可分为疏散外风和平息内风两类。

第一节　疏散外风剂

疏散外风剂，适用于外风所致诸病。可见头痛、风疹、湿疹、口眼㖞斜、痹证和破伤风等。常用药物有川芎、防风、羌活、荆芥、白芷等。代表方如川芎茶调散、消风散、牵正散、玉真散等。

1. 川芎茶调散 ★ 《太平惠民和剂局方》

> 川芎茶调散荆防，辛芷薄荷甘草羌，
>
> 目昏鼻塞风攻上，偏正头痛悉能康。

【组成用量】川芎 荆芥去梗,各四两（各 12 克） 白芷 羌活 甘草各二两（各 6 克） 细辛一两（3 克） 防风去芦,一两半（4.5 克） 薄荷不见火,八两（12 克）

【功用】疏风止痛。

【主治】外感风邪头痛证。症见偏正头痛或巅顶作痛，或见恶寒发热、目眩鼻塞、舌苔薄白，脉浮。

【组方特点】本方集诸辛散疏风药于一方，并少佐苦寒之品，即使巅顶风邪从上而解，又无过分升散之虞。

【使用注意】本方辛温药较多，凡久病气虚、血虚或因肝肾不足，阳气亢盛之头痛，均不宜使用本方。使用时量轻微煎，以取其轻清升散之用。

2. 大秦艽汤 ★ 《素问病机气宜保命集》

> 大秦艽汤羌独防，芎芷辛芩二地黄，
>
> 石膏归芍苓甘术，风邪散见可通尝。

【组成用量】秦艽三两（90 克） 川芎 川独活 当归 白芍 石膏 甘草各二两（各 6 克） 川羌活 防风 黄

芩 白芷 白术 生地 熟地 白茯苓各一两（各 3 克）
细辛半两（2 克）

【功用】祛风清热，养血活血。

【主治】风邪初中经络证。症见口眼㖞斜，舌强不能
言语，手足不能运动；或兼恶寒发热，肢节疼痛，苔白或
黄，脉浮紧或弦细。

【组方特点】本方合搜散风邪与养血活血药为一方，
使辛温行散不伤血，养血荣筋不碍邪，祛邪与顾正并举，
治风与治血共施，有"治风先治血，血行风自灭"之妙。

【使用注意】本方辛温发散之品较多，阴血亏虚者应
慎用。风邪直中脏腑，或证属内风所致者，本方不宜
使用。

3. 消风散 ★《外科正宗》

消风止痒祛风湿，木通苍术苦参知，
荆防归蒡蝉膏草，生地胡麻水煎之。

【组成用量】当归 生地 防风 蝉蜕 知母 苦参
胡麻 荆芥 苍术 牛蒡子 石膏各一钱（各 6 克） 甘
草 木通各五分（各 3 克）

【功用】疏风养血，清热除湿。

【主治】风疹、湿疹证。症见皮肤疹出色红，或遍身
云片斑点，瘙痒，抓破后渗出津水，苔白或黄，脉浮数
有力。

【组方特点】本方集疏风、养血、清热、祛湿四法于
一炉，既可疏散风毒之邪从外而出，又可清热祛湿，尤能

渗利湿热从下而去；既可祛邪，又可扶正。即上疏下渗，内清外散，寓扶正于祛邪之中，则风毒湿热之邪自无容身之所。

【使用注意】本方疏风、祛湿药较多，易伤阴血，气血虚弱者不宜使用。服药期间忌用辛辣、鱼腥、厚味、烟酒、浓酒、浓茶等，以免影响疗效。

4. 牵正散 ★ 《杨氏家藏方》

> 牵正散是杨家方，全蝎僵蚕白附裹，
>
> 服用少量热酒下，口眼㖞斜疗效彰。

【组成用量】白附子　　白僵蚕　　全蝎 去毒，并生用，各等份 （各5克）

【功用】祛风化痰，通络止痉。

【主治】风痰阻于头面经络所致口眼㖞斜。

【组方特点】本方祛风化痰药与虫类搜风活络药相合，对风痰阻络之口眼㖞斜，有药少而简，力专效著之妙；热酒调服，药借酒力，酒助药威，相辅相成。

【使用注意】本方药性辛燥，口眼㖞斜偏于寒者较宜；气虚血瘀或肝风内动而致的口眼㖞斜或半身不遂，则不宜使用。方中白附子、全蝎均为有毒之品，用量宜慎。

5. 小活络丹 ★ 《太平惠民和剂局方》

> 小活络丹天南星，二乌乳没加地龙；
>
> 中风手足皆麻木，风痰瘀血闭在经。

【组成用量】川乌 炮，去皮、脐　　草乌 炮，去皮、脐　　地龙 去土

天南星炮,各六两（各 180 克）　乳香研　没药研,各二两二钱（各 66 克）

【功用】祛风除湿，化痰通络，活血止痛。

【主治】风寒湿痹证。症见肢体筋脉疼痛，麻木拘挛，关节屈伸不利，疼痛游走不定。亦治中风，手足不仁，日久不愈，经络中湿痰死血，而见腰腿沉重，或腿臂间作痛。

【组方特点】本方以辛热有毒之川乌、草乌与化痰、活血、通络之品相配，则驱逐入络之风寒湿邪效增，消除阻络之痰浊、瘀血力著。

【使用注意】本方偏于辛燥且药力峻猛，以体实气壮者为宜；阴虚、血虚及孕妇忌用。方中川乌、草乌毒性较大，用量应慎；若作汤剂，宜久煎。

6. 玉真散 ★ 《外科正宗》

玉真散治破伤风，角弓反张用止痉，
星防芷麻羌白附，生用为宜应避风。

【组成用量】天南星　防风　白芷　天麻　羌活　白附子各等份（各 6 克）

【功用】祛风化痰，定搐止痉。

【主治】破伤风。症见牙关紧急，口撮唇紧，身体强直，角弓反张，甚则咬牙缩舌，脉弦紧。

【组方特点】本方化痰息风之中，寓有辛散祛邪之长，遂成定搐止痉之剂。

【使用注意】本方药性偏于温燥，易耗气伤津，破伤风而见津气两虚者不宜使用。方中药物以生用为宜，服药后须盖被取汗，使风邪由汗而解，同时应避风，以防复感。白附子、天南星等均为有毒之品用量宜慎，孕妇忌用。

第二节　平息内风剂

平息内风剂适用于内风病证。常见高热、烦闷、抽搐、痉厥等；或肝风内动，症见眩晕、头部热痛、面色如醉，甚则卒然昏倒、口眼㖞斜、半身不遂等。常用药物有羚羊角、钩藤、石决明、天麻等。代表方如羚角钩藤汤、镇肝熄风汤、大定风珠等。

1. 羚角钩藤汤　★《通俗伤寒论》

俞氏羚角钩藤汤，桑叶菊花鲜地黄，
芍草茯神川贝茹，凉肝增液定风方。

【组成用量】羚角片一钱半,先煎（4.5克）　双钩藤三钱,后入（9克）　霜桑叶二钱（6克）　滁菊花三钱（9克）　鲜生地五钱（15克）　生白芍三钱（9克）　川贝母四钱,去心（12克）　淡竹茹鲜刮,与羚羊角先煎代水,五钱（15克）　茯神木三钱（9克）　生甘草八分（3克）

【功用】镇肝息风，滋阴潜阳。

【主治】肝热生风证。症见高热不退，烦闷躁扰，手足抽搐，发为痉厥，甚则神昏，舌绛而干，或舌焦起刺，脉弦而数。

【组方特点】本方以清热凉肝息风为主，兼以滋阴、化痰、安神之法。

【使用注意】热病后期，阴血亏虚而动风者，不宜使用。

2. 镇肝熄风汤 ★ 《医学衷中参西录》

> 镇肝熄风芍天冬，玄牡茵陈赭膝龙，
> 龟板麦芽甘草楝，肝风内动有奇功。

【组成用量】怀牛膝一两（30 克）　生赭石一两,轧细（30 克）　生龙骨五钱,捣碎（15 克）　生牡蛎五钱,捣碎（15 克）　生龟板五钱,捣碎（15 克）　生杭芍五钱（15 克）　玄参五钱（15 克）天冬五钱（15 克）　川楝子二钱,捣碎（6 克）　生麦芽二钱（6 克）茵陈二钱（6 克）　甘草一钱半（4.5 克）

【功用】镇肝息风，滋阴潜阳。

【主治】类中风。症见头目眩晕，目胀耳鸣，脑部热痛，心中烦热，面色如醉，或时常噫气，或肢体渐觉不利，口角渐形㖞斜；甚或眩晕颠仆，昏不知人，移时始醒；或醒后不能复元，脉弦长有力。

【组方特点】本方重用镇潜之法，配伍滋阴之品。镇潜以治其标，滋阴以治其本，标本兼治，治标为主。

【使用注意】热极动风者不宜使用；方中金石介类药碍胃，脾胃虚弱者应慎用。

3. 天麻钩藤饮 ☆ 《中医内科杂病证治新义》

> 天麻钩藤益母桑，栀芩清热决潜阳，

杜仲牛膝益肾损，茯神夜交安服良。

【组成用量】天麻（9克）　钩藤_{后下}（12克）　石决
明_{先煎}（18克）　栀子　黄芩（各9克）　川牛膝（12克）　杜
仲　益母草　桑寄生　夜交藤　朱茯神(各9克)

【功用】平肝息风，清热活血，补益肝肾。

【主治】肝阳偏亢，肝风上扰证。症见头痛，眩晕，
失眠，舌红苔黄，脉弦。

【组方特点】本方平肝息风药（天麻、钩藤）与清降
肝热药（黄芩、栀子）、活血利水药（川牛膝、益母草）
相伍，增强平肝息风之效；方中所配伍的药物，多具降血
压的药理作用，组方思路融合中、西医理。

【使用注意】肝经实火或湿热所致的头痛，不宜使用
本方。

4. 大定风珠 ★ 《温病条辨》

大定风珠鸡子黄，再合加减复脉汤，

三甲并同五味子，滋阴息风是妙方。

【组成用量】生白芍_{六钱}（18克）　阿胶_{三钱}（9克）　生
龟板_{四钱}（12克）　干地黄_{六钱}（18克）　麻仁_{二钱}（6克）　五
味子_{二钱}（6克）　生牡蛎_{四钱}（12克）　麦冬_{连心,六钱}（18克）
炙甘草_{四钱}（12克）　鸡子黄_{二枚}（2个）　鳖甲_{生,四钱}（12克）

【功用】滋阴息风。

【主治】阴虚风动证。症见温病后期，神倦瘈疭，脉
气虚弱，舌绛苔少，有时时欲脱之势者。

【组方特点】本方大队滋阴药配伍潜阳之品，寓息风

于滋养之中，以治本之"酸甘咸法"，使真阴得复，虚风
自息。

【使用注意】风动属阴虚火盛者，不宜使用本方。

5. 阿胶鸡子黄汤 ☆ 《通俗伤寒论》

> 阿胶鸡子黄汤好，地芍钩藤牡蛎草，
> 决明茯神络石藤，阴虚风动此方保。

【组成用量】陈阿胶洋冲,二钱（6克）　生白芍三钱（9克）
石决明杵,五钱（15克）　双钩藤二钱（6克）　大生地四钱（12
克）　清炙草六分（1.8克）　生牡蛎杵,四钱（12克）　络石
藤三钱（9克）　茯神木四钱（12克）　鸡子黄先煎代水,二枚（2个）

【功用】滋阴养血，柔肝息风。

【主治】邪热久羁，阴血不足，虚风内动证。症见筋
脉拘急，手足瘛疭，或头目眩晕，舌绛苔少，脉细数。

【组方特点】本方以血肉有情之品合滋阴柔肝、镇肝
息风之品。标本兼顾，重在治本，故原书将其归于"滋阴
息风法"。

【使用注意】邪热内盛之痉挛抽搐，忌用本方。

第十六章 治燥剂

● **【含义】** 治燥剂指具有轻宣燥邪或滋阴润燥作用，以治疗燥证的方剂。

● **【功用】** 治疗燥证。燥证有内燥和外燥之分，外燥指感受秋令燥邪所发生的病证，内燥是脏腑精亏液耗所致，所谓"精血夺而燥伤"。如大病攻伐太过，久病津液暗耗，吐利伤津液，房劳损精血，过服辛热苦燥伤阴等，皆能致内燥，而见咽干口燥，舌红少苔，脉细数等症。分为轻宣外燥剂和滋润内燥剂两类。

第一节　轻宣外燥剂

轻宣外燥剂，适用于外感凉燥或温燥之证。凉燥犯肺，则肺气不宣，常见恶寒头痛，咳嗽鼻塞，咽干口燥等症。治宜轻宣温润。常用药物有苏叶、桔梗、前胡、杏仁等。温燥伤肺，则肺失清肃，常见身热头痛，干咳少痰，或气逆喘急，心烦口渴等症。治宜轻宣润肺，常用桑叶、杏仁、沙参、麦冬等。代表方如杏苏散、桑杏汤、清燥救肺汤等。

1. 杏苏散 ★ 《温病条辨》

> 杏苏散内夏陈前，枳桔苓草姜枣研，
> 轻宣温润治凉燥，咳止痰化病自瘥。

【组成用量】苏叶(9 克)　半夏(9 克)　茯苓(9 克)　前胡(9 克)　杏仁(9 克)　苦桔梗(6 克)　枳壳(6 克)　橘皮(6 克)　甘草(3 克)　生姜(3 片)　大枣去核(3 枚)

【功用】轻宣凉燥，理肺化痰。

【主治】外感凉燥证。症见头微痛，恶寒无汗，咳嗽痰稀，鼻塞咽干，苔白，脉弦。

【组方特点】本方苦辛甘温合法，既轻宣发表而外解凉燥，又理肺化痰而止咳嗽，是"燥淫于内，治以苦温，佐以甘辛"。

【使用注意】外感温燥之证，本方不宜。

2. 桑杏汤 ★ 《温病条辨》

> 桑杏汤中象贝宜，沙参栀豉与梨皮，
> 身热咽干咳痰少，辛凉甘润燥能医。

【组成用量】桑叶一钱(3 克)　杏仁一钱五分(4.5 克)　沙参二钱(6 克)　象贝一钱(3 克)　香豉一钱(3 克)　栀皮一钱(3 克)　梨皮一钱(3 克)

【功用】清宣温燥，润肺止咳。

【主治】外感温燥证。症见头痛，身热不甚，微恶风寒，口渴，咽干鼻燥，干咳无痰，或痰少而黏，舌红，苔薄白而干，脉浮数而右脉大者。

【组方特点】本方清宣凉散与生津养液并用，透泄温燥而不伤津，凉润肺金而不滋腻。方中诸药用量较轻，所谓"轻药不得重用，重用必过病所"。

【使用注意】本方煎煮时间不宜过长，原书方后注云："轻药不得重用"，亦含此义。

【鉴别】桑杏汤与杏苏散皆可轻宣外燥，用治外燥咳嗽。杏苏散治疗外感凉燥证，系燥邪束肺，肺失宣肃，痰湿内阻所致，故以辛温解表之苏叶、杏仁为君，配以宣肺化痰止咳之品，构成苦温甘辛法，意在轻宣凉燥、理肺化痰；桑杏汤治疗外感温燥证，系燥袭肺卫，肺失宣肃，津液受损所致，故以辛凉解表之桑叶、杏仁为君。配伍清热润肺止咳之品，乃辛凉甘润法，意在轻宣温燥、凉润肺金。

3. 清燥救肺汤 ★ 《医门法律》

> 清燥救肺参草杷，石膏胶杏麦胡麻，
>
> 经霜收下冬桑叶，清燥润肺效可夸。

【组成用量】桑叶经霜者,去枝梗,三钱（9克）　石膏煅,二钱五分（8克）　甘草一钱（3克）　人参七分（2克）　胡麻仁炒,研,一钱（3克）　真阿胶八分（3克）　麦门冬去心,一钱二分（4克）　杏仁泡,去皮尖,炒黄,七分（2克）　枇杷叶一片,刷去毛,蜜涂,炙黄（3克）

【功用】清燥润肺，益气养阴。

【主治】燥热伤肺证。症见头痛身热，干咳无痰，气逆而喘，咽喉干燥，鼻燥，胸满胁痛，心烦口渴，舌干无苔，脉虚大而数。

【组方特点】本方宣、润、降、清、补五法并用，宣中有清，清中有润，气阴双补，宣清不伤肺，滋润不腻胃。

【使用注意】脾虚痰湿内盛，胸膈满闷者，本方不宜。

第二节　滋润内燥剂

滋润内燥剂，适用于脏腑津液不足之内燥证。燥在上者，出现干咳咽痛，或咳血等肺燥阴伤证，治宜润肺为主，多以百合、天冬、麦冬、沙参等。燥在中者，出现肤热易饥，口中燥渴，或气逆噎膈反胃等胃燥阴伤证，治宜益胃为主，多以玉竹、石斛、麦冬等。燥在下者，出现消渴咽干、面赤虚烦，或津枯便秘等肾燥伤阴证，治宜滋肾为主，常以生地、熟地、白蜜等。代表方如麦门冬汤、养阴清肺汤、玉液汤等。

1. 麦门冬汤 ★ 《金匮要略》

麦门冬汤用人参，枣草粳米半夏存，
肺痿咳逆因虚火，清养肺胃此方珍。

【组成用量】麦门冬七升（42克）　半夏一升（6克）　人参三两（9克）　甘草二两（6克）　粳米三合（3克）　大枣十二枚,擘（4枚）

【功用】滋养肺胃，降逆下气。

【主治】（1）虚热肺痿。症见咳唾涎沫，短气喘促，咽喉干燥，舌干红少苔，脉虚数。

（2）胃阴不足证。症见气逆呕吐，口渴咽干，舌红少苔，脉虚数。

【组方特点】麦冬与半夏的用量为 7∶1，润燥相济，以润为主，主从有序，润降得宜，气阴双补；健脾养胃而补肺，含补土生金，虚则补母之法。

【使用注意】寒痰壅肺之咳逆、脾胃虚寒之呕吐，本方不宜。

2. 养阴清肺汤 ★ 《重楼玉钥》

养阴清肺麦地黄，玄参甘草贝丹襄，

薄荷共煎利咽膈，阴虚白喉是妙方。

【组成用量】大生地二钱（6 克）　麦冬一钱二分（9 克）生甘草五分（3 克）　玄参一钱半（9 克）　贝母去心,八分（5 克）丹皮八分（5 克）　薄荷五分（3 克）　炒白芍八分（5 克）

【功用】养阴清肺，解毒利咽。

【主治】阴虚肺燥之白喉证。症见喉间起白如腐，不易拭去，咽喉肿痛，初起或发热或不发热，鼻干唇燥，或咳或不咳，呼吸有声，似喘非喘，脉数无力或细数。

【组方特点】本方为治疗阴虚肺燥白喉的常用方剂，临床当以喉间起白如腐，不易拭去，咽喉肿痛，鼻干唇燥，脉数为用方要点。

【使用注意】白喉忌解表，尤忌辛温发汗。

3. 琼玉膏 ☆ 《洪氏集验方》

琼玉膏中生地黄，人参茯苓白蜜尝，

合成膏剂缓缓服，干咳咯血肺阴伤。

【组成用量】新罗人参为末，二十四两（750 克）　生地黄搗，十六斤（8 千克）　白茯苓为末，四十八两（1.5 千克）　白沙蜜十斤（5 千克）

【功用】滋阴润肺，益气补脾。

【主治】肺肾阴亏之肺痨。症见干咳少痰，咽燥咯血，肌肉消瘦，气短乏力，舌红少苔，脉细数。

【组方特点】本方药少方简。甘凉濡润，气液两补；寓金水并调，培土生金之法；采用膏剂，意在缓以图功。

【使用注意】本方用药偏于阴柔滋腻，兼有表证或外感所致的咳嗽咯血，非本方所宜。

4. 玉液汤 ☆ 《医学衷中参西录》

> 玉液山药芪葛根，花粉知味鸡内金，
>
> 消渴口干溲多数，补脾固肾益气阴。

【组成用量】生山药一两（30 克）　生黄芪五钱（15 克）知母六钱（18 克）　生鸡内金二钱（6 克）　葛根一钱半（5 克）五味子三钱（9 克）　天花粉三钱（9 克）

【功用】益气生津，固肾止渴。

【主治】气阴两虚之消渴证。症见口渴引饮，小便频数量多，或小便浑浊，困倦气短，舌嫩红而干，脉虚细无力。

【组方特点】生津润燥与补气升阳、酸敛固摄相伍，有利津液的生成和输布，如黄芪配知母，能使气旺生津；黄芪伍葛根能升阳布津；知母配花粉，清热润燥，生津止渴；山药配五味子，固肾摄敛，使津生液充。

第十七章 祛湿剂

● 【含义】祛湿剂是以祛湿药为主组成，具有化湿利水、通淋泄浊等作用。

● 【功用】治疗水湿病证的一类方剂。根据功用可分为化湿和胃、清热祛湿、利水渗湿、温化寒湿、祛湿化浊、祛风胜湿六类。

第一节 化湿和胃剂

化湿和胃剂，适用于湿浊内盛，脾胃失和所致脘腹痞满，嗳气吞酸，呕吐泄泻，食少体倦等症。常以苍术、藿香、白豆蔻等药为主组成方剂。代表方如平胃散、藿香正气散等。

1. 平胃散 ★ 《简要济众方》

平胃散用苍术朴，陈皮甘草四般施，

除湿散满驱瘴岚，调胃诸方以此扩。

又不换金正气散，即是此方加夏霍。

【组成用量】苍术 去黑皮,捣为粗末,炒黄色,四两（120 克） 厚朴 去粗皮,涂生姜汁,炙令香熟,三两（90 克） 陈橘皮 洗令净,焙干,二两

（60克）　甘草炙黄,一两（30克）

【功用】燥湿健脾，行气和胃。

【主治】湿滞脾胃证。症见脘腹胀满，不思饮食，口淡无味，呕吐恶心，嗳气吞酸，肢体沉重，怠惰嗜卧，常多自利，舌苔白腻而厚，脉缓。

【组方特点】配伍苦辛芳香温燥，主以燥湿，辅以行气；主以治脾，兼以和胃。

【使用注意】本方苦辛温燥，易耗伤阴血，阴虚气滞者忌用。失血过多，或孕妇不宜用。

2. 藿香正气散 ★ 《太平惠民和剂局方》

藿香正气大腹苏，甘桔陈苓术朴俱，

夏曲白芷加姜枣，风寒暑湿岚瘴除。

【组成用量】大腹皮　白芷　紫苏　茯苓去皮,各一两（各3克）　半夏曲　白术　陈皮去白　厚朴去粗皮,姜汁炙　苦桔梗各二两（各6克）　藿香去土,三两（9克）　甘草炙,二两半（6克）

【功用】解表化湿，理气和中。

【主治】外感风寒，内伤湿滞证。症见霍乱吐泻，发热恶寒，头痛，胸膈满闷，脘腹疼痛，舌苔白腻，或山岚瘴疟等。

【组方特点】解表与疏里同施，升清与降浊互用；标本兼顾，扶正祛邪，解表、祛湿与补脾合法；君以藿香，一药三用，即解表、化湿、和中。

【使用注意】本方重在化湿和中，解表散寒之力不著，故服后宜温覆取汗以助解表；霍乱吐泻属湿热证者禁服本方。

第二节　清热祛湿剂

清热祛湿剂，适用于湿热外感或湿热内盛以及湿热下注所致的湿温、黄疸、霍乱、热淋、痢疾、泄泻、痿痹等证，常用药有茵陈、滑石、薏苡仁、黄连、黄芩、黄柏等。代表方如茵陈蒿汤、八正散、三仁汤、甘露消毒丹等。

1. 茵陈蒿汤　★　《伤寒论》

> 茵陈蒿汤治阳黄，栀子大黄组成方，
>
> 栀子柏皮加甘草，茵陈四逆治阴黄。

【组成用量】茵陈六两（18 克）　栀子十四枚（9 克）　大黄二两,去皮（9 克）

【功用】清热，利湿，退黄。

【主治】黄疸阳黄。症见一身面目俱黄，黄色鲜明如橘子色，发热，无汗或但头汗出，口渴欲饮，恶心呕吐，腹微满，小便短赤，大便不爽或秘结，舌红苔黄腻，脉滑数或沉实。

【组方特点】清疏，清利和清泄三法合用，全方疏利气机，通泄壅滞，务使湿热从二便而出。

【使用注意】服用本方后，以小便增多，且尿色黄赤为效，即仲景所谓"小便当利，尿如皂荚汁状，色正赤"。

2. 八正散 ★ 《太平惠民和剂局方》

　　八正木通与车前，萹蓄大黄滑石研，
　　草梢瞿麦兼栀子，煎加灯草痛淋蠲。

【组成用量】车前子　瞿麦　萹蓄　滑石　山栀子仁　甘草炙　木通　大黄面裹煨,去面切,焙,各一斤（各9克）

【功用】清热泻火，利水通淋。

【主治】热淋。症见尿频尿急，溺时涩痛，淋沥不畅，尿色浑赤，甚或癃闭不通，小腹急满，口燥咽干，舌苔黄腻，脉滑数。

【组方特点】三焦同治；清利和清泄合法；用药侧重于苦寒通利。全方以清利膀胱为中心，并行清肺肃上源，降心火利小肠，泄湿热走大肠，有"疏凿分消"之巧。

【使用注意】肾虚劳淋者，本方不宜使用；孕妇慎用。

3. 三仁汤 ★ 《温病条辨》

　　三仁杏蔻薏苡仁，朴夏通草滑竹伦，
　　水用甘澜扬百遍，湿温初起法堪遵。

【组成用量】杏仁五钱（15克）　飞滑石六钱（18克）　白通草二钱（6克）　白蔻仁二钱（6克）　竹叶二钱（6克）　厚朴二钱（6克）　生薏苡仁六钱（18克）　半夏五钱（10克）

【功用】宣畅气机，清利湿热。

【主治】湿温初起或暑温夹湿之湿重于热证。头痛恶寒，身重疼痛，肢体倦怠，面色淡黄，胸闷不饥，午后身热，苔白不渴，脉弦细而濡。

【组方特点】本方芳化、苦燥、淡渗同用，使表里之湿内外分解；宣上、畅中、渗下并行，使三焦湿热上下分消；寓理气于祛湿之中，纳清热于渗利之内。

【使用注意】湿温初起，证多疑似，每易误治，故吴瑭于《温病条辨》中明示"三戒"：一者，不可见其头痛恶寒，身重疼痛，以为伤寒而汗之，汗伤心阳，则神昏耳聋，甚则目瞑不欲言；二者不可见其中满不饥，以为停滞而下之，下伤脾胃，湿邪乘势下注，则为洞泄；三者，不可见其午后身热，以为阴虚而用柔药润之，否则易使湿热锢结而病深不解。

4. 甘露消毒丹 ☆ 《医效秘传》

> 甘露消毒蔻藿香，茵陈滑石木通菖，
> 芩翘贝母射干薄，湿温时疫是妙方。

【组成用量】飞滑石十五两（15 克）　绵茵陈十一两（11克）　淡黄芩十两（10 克）　石菖蒲六两（6 克）　川贝母木通各五两（各 5 克）　藿香　射干　连翘　薄荷　白豆蔻各四两（各 4 克）

【功用】利湿化浊，清热解毒。

【主治】湿温时疫之湿热并重证。症见身热倦怠，胸闷腹胀，肢酸咽肿，颐肿口渴，小便短赤，大便不调，舌苔淡白或厚腻或干黄，或吐泻，淋浊，黄疸等。

【组方特点】本方集清解、渗湿和芳化三法于一方，其功用为清热祛湿之中而长于解毒散结消肿。

【使用注意】若湿重于热，或湿已化热，热灼津伤者，本方不宜。

【鉴别】甘露消毒丹与三仁汤均有清热利湿之功，治疗湿温邪留气分之证。三仁汤以滑石为君，配伍"三仁"、通草、竹叶清利湿热，故重在化湿理气，兼以清热，适用于湿多热少之湿温初起或暑温夹湿证；甘露消毒丹重用滑石、茵陈、黄芩为君，配伍连翘、射干、贝母散结消肿，故利湿化浊与清热解毒并重，适用于湿热疫毒充斥气分之证。

5. 连朴饮 ☆《霍乱论》

> 连朴饮用香豆豉，菖蒲半夏焦山栀，
> 芦根厚朴黄连入，湿热霍乱此方施。

【组成用量】制厚朴二钱（6克） 川连姜汁炒 石菖蒲制半夏各一钱（各3克） 香豉炒 焦栀各三钱（各9克） 芦根二两（60克）

【功用】清热化湿，理气和中。

【主治】湿热霍乱证。症见上吐下泻，胸脘痞闷，心烦躁扰，小便短赤，舌苔黄腻，脉滑数等。

【组方特点】主用辛开苦降，畅利气机，消胀除满；辅佐以辛宣芳化，散郁热与化湿浊并行，相得益彰。

【使用注意】吐血剧烈而见津亡气脱者，本方不宜用；寒湿霍乱者，本方忌用。

6. 当归拈痛汤 ☆《医学启源》

> 当归拈痛羌防升，猪泽茵陈苓葛人，
> 二术苦参知母草，疮疡湿热服皆应。

【组成用量】白术一钱（3克）　人参去芦　苦参酒炒　升麻去芦　葛根　苍术各二钱（各6克）　防风去芦　知母酒洗　猪苓　当归身各三钱（各9克）　炙甘草　茵陈酒炒　羌活各五钱（各15克）

【功用】利湿清热，疏风止痛。

【主治】湿热相搏，外受风邪证。症见遍身肢节烦痛，肩背沉重，或遍身疼痛，或脚气肿痛，脚膝生疮，苔白腻微黄，脉弦数或濡数等。

【组方特点】本方升散配伍清利，令湿邪由表里上下分消；祛邪兼以扶正，防除湿而致耗气伤阴之。体现了李东垣"健脾升阳除湿"的治疗思路。

【使用注意】寒湿痹证者禁用。

7. 二妙散 ☆ 《丹溪心法》

> 二妙散中苍柏兼，若云三妙牛膝添，
> 再加苡仁名四妙，湿热下注痿痹瘥。

【组成用量】黄柏炒　苍术米泔浸,炒（各15克）

【功用】清热燥湿。

【主治】湿热下注证。症见筋骨疼痛，或两足痿软无力，或足膝红肿热痛，或下部湿疮，小便短赤，或湿热带下，舌苔黄腻。

【使用注意】肝肾亏虚和肺热津伤的痿证非本方所宜。

第三节　利水渗湿剂

利水渗湿剂，适用于水湿内盛所致的蓄水，水肿，癃闭，淋浊，泄泻等病证。常用利水渗湿药如茯苓、泽泻、猪苓等。代表方如五苓散、猪苓汤、防己黄芪汤等。

1. 五苓散 ★ 《伤寒论》

五苓散治太阳腑，白术泽泻猪茯苓，
桂枝化气兼解表，小便通利水饮除。

【组成用量】猪苓十八铢,去皮（9克） 泽泻一两六铢（15克） 白术十八铢（9克） 茯苓十八铢（9克） 桂枝半两,去皮（6克）

【功用】利水渗湿，温阳化气。

【主治】（1）蓄水证。小便不利，头痛发热，烦渴欲饮，水入即吐，苔白，脉浮。

（2）水湿内停之水肿，泄泻，小便不利。

（3）痰饮内停，脐下动悸，吐涎沫而头眩，或短气而咳。

【组方特点】本方主以淡渗，辅以温通，兼以健脾，淡渗以利水湿，温通以助气化，健脾以运湿布津；且表里同治而侧重于治里，邪正兼顾而着眼于祛邪。

【使用注意】作散剂服用，需多饮暖水；作汤剂不宜久煎。本方渗利作用强，不宜常服。

2. 猪苓汤 ☆ 《伤寒论》

猪苓汤用猪茯苓，泽泻阿胶滑石添，
小便不利兼烦渴，利水养阴热亦平。

【组成用量】猪苓去皮　　茯苓　泽泻　阿胶　滑石碎,各一两（各 10 克）

【功用】利水渗湿，养阴清热。

【主治】水热互结伤阴证。症见小便不利，发热，口渴欲饮，或心烦不寐，或兼有咳嗽，呕恶，下利，或热淋、血淋、小腹满痛。

【组方特点】本方以渗利为主，兼施清热与育阴，利水而不伤阴，滋阴不敛邪。

【使用注意】本方之功重在渗利，养阴清热力轻，若热甚或阴伤著者不宜使用。

【鉴别】猪苓汤与五苓散均含泽泻、猪苓、茯苓三药，为利水渗湿之常用方剂，皆可用于小便不利，身热口渴之证。然五苓散由膀胱气化不利，水湿内盛而致，故配伍桂枝温阳化气兼解太阳未尽之邪，白术健脾燥湿，共成温阳化气利水之剂；猪苓汤治证乃因邪气入里化热，水热互结，灼伤阴津而成里热阴虚，水湿停蓄之证，故配以滑石清热利湿，阿胶滋阴润燥，共成利水清热养阴之方。

3. 防己黄芪汤 ☆《金匮要略》

防己黄芪金匮方，白术甘草枣生姜，
益气祛风又行水，表虚风水风湿康。

【组成用量】防己一两（12 克）　黄芪去芦,一两一分（15 克）甘草炒,半两（6 克）　白术七钱半（9 克）

【功用】益气祛风，健脾利水。

【主治】表虚之风水、风湿证。症见汗出恶风，身重或肿，或肢节疼痛，小便不利，舌淡苔白，脉浮。

【组方特点】本方补气与祛风湿并行。方中黄芪配伍防己，益气固表而祛风，健脾行湿而利水，尤其能祛经络肌表之风湿，是健脾益气、祛风利水的重要配伍药对。

【使用注意】服本方后，患者可能出现"如虫行皮中""如腰下如冰"之感，此乃卫阳振奋，风湿欲解，湿邪下行之兆。"以被绕腰"，意在保暖以助汗出。

4. 五皮散 ☆ 《华氏中藏经》

五皮饮用五般皮，陈茯姜桑大腹齐，

或以五加易桑白，脾虚肤胀此方施。

【组成用量】生姜皮　桑白皮　陈橘皮　大腹皮　茯苓皮各等份（各9克）

【功用】利水消肿，理气祛湿。

【主治】水停气滞之皮水证。症见头面四肢悉肿，心腹胀满，上气喘急，小便不利，或妊娠水肿，苔白腻，脉沉缓。

【组方特点】集五皮于一方，畅利三焦，理气行滞，祛湿利水，善行皮肤肌腠间水湿，故方名曰"五皮"。主治"皮水"。

【使用注意】本方药简力薄，水湿壅盛虽兼见皮水者，但药力不及。

第四节　温化寒湿剂

温化寒湿剂，适用于阳虚气不化水或湿从寒化所致的痰饮、水肿、痹证、脚气等。此类方剂主要以温阳药与利湿药如附子、桂枝、茯苓、泽泻等配伍而成。代表方如苓桂术甘汤、真武汤、实脾散等。

1. 苓桂术甘汤 ★ 《金匮要略》

> 苓桂术甘化饮剂，温阳化饮又健脾；
> 饮邪上逆胸胁满，水饮下行悸眩去。

【组成用量】茯苓四两（12克）　桂枝三两（9克）　白术三两（9克）　甘草炙，二两（6克）

【功用】温阳化饮，健脾利水。

【主治】中阳不足之痰饮病。症见胸胁支满，目眩心悸，或短气而咳，舌苔白滑，脉弦滑。

【组方特点】本方温而不热，利而不峻，标本兼治，实为治疗痰饮之和剂。

【使用注意】原方用法之后有"小便则利"四字。即服本方后，小便增多，此为饮从小便而去之兆。

2. 甘草干姜茯苓白术汤（又名肾着汤）☆ 《金匮要略》

> 肾着汤内用干姜，茯苓甘草白术裹，
> 伤湿身重与腰冷，亦名干姜苓术汤。

【组成用量】甘草二两（6克）　干姜四两（12克）　茯苓四两（12克）　白术二两（6克）

【功用】祛寒除湿。

【主治】肾着病。症见身重，腰下冷痛，腰重如带五千钱，饮食如故，口不渴，小便自利，舌淡苔白，脉沉迟或沉缓。

【组方特点】本方温中散寒与健脾祛湿并用，辛热温散以祛寒，甘淡健脾以渗湿。

【鉴别】苓桂术甘汤与甘草干姜茯苓白术汤组成仅一药只差，但前者重用茯苓为君，配伍桂、术、草，重在利水渗湿，兼以温阳健脾，是治疗痰饮病之代表方；后者重用干姜为君，配伍苓、术、草，意在温中祛寒，兼以渗湿健脾，是治疗寒湿肾著病之常用方。

3. 真武汤 ★ 《伤寒论》

真武汤壮肾中阳，茯苓术芍附生姜，
少阴腹痛有水气，悸眩瞤惕保安康。

【组成用量】茯苓三两（9克）　芍药三两（9克）　白术二两（6克）　生姜三两（9克）　附子炮,去皮,一枚,破八片（9克）

【功用】温阳利水。

【主治】脾肾阳虚，水饮内停证。症见小便不利，四肢沉重疼痛，甚则肢体浮肿，腹痛下利，苔白不渴，脉沉，或太阳病，发汗，其人仍发热，心下悸，头眩，身瞤动，振振欲擗地。

【组方特点】本方以辛热药为主，配苦燥渗利之品，少佐酸柔收敛之物，泻中有补，标本兼顾。

【使用注意】湿热内停所致之小便不利，浮肿者忌用。

4. 实脾散 ★ 《重订严氏济生方》

实脾苓术与木瓜，甘草木香大腹加，

草果附姜兼厚朴，虚寒阴水效堪夸。

【组成用量】厚朴_{去皮，姜制}　炒白术　木瓜_{去瓤}　木香_{不见火}　草果仁　大腹子　附子_{炮，去皮脐}　白茯苓_{去皮}　干姜_{炮，各一两}（各30克）　甘草_{炙，半两}（15克）

【功用】温阳健脾，行气利水。

【主治】脾肾阳虚，水气内停之阴水证。症见身半以下肿甚，胸腹胀满，手足不温，口中不渴，大便溏薄，舌苔白腻，脉沉迟。

【组方特点】本方以温肾助阳，健脾运湿，行气利水并用为制方思路，重在崇土实脾而制水，故以"实脾"名之。

【使用注意】阳水证忌用。

【鉴别】真武汤与实脾散均治阳虚水肿；皆具温补脾肾，利水渗湿之功。真武汤以附子为君，配伍芍药、生姜，偏于温肾，温阳利水之中兼以敛阴柔筋，缓急止痛；主治肾阳不足，水湿内停之小便不利，浮肿者。实脾散以附子、干姜为君，温脾助阳之力更胜，且佐入木香、厚朴、草果等行气导滞之品；主治脾肾阳虚水肿兼有胸腹胀满等气滞见症者。

第五节　祛湿化浊剂

祛湿化浊剂，适用于湿浊不化所致的白浊、妇女带下等症，常用祛湿药如白术、苍术与除湿化浊药如萆薢、菖蒲等为主组成方剂，代表方有萆薢分清饮、完带汤等。

1. 萆薢分清饮 ☆ 《杨氏家藏方》

> 萆薢分清石菖蒲，乌药益智四般同，
> 或益茯苓盐水服，通心固肾浊精除。

【组成用量】益智仁　川萆薢　石菖蒲　乌药各等份（各9克）

【功用】温肾利湿，分清化浊。

【主治】下焦虚寒之膏淋，白浊。症见小便频数，浑浊不清，白如米泔，凝如膏糊，舌淡苔白，脉沉。

【组方特点】本方泄中有补，通中寓涩，邪正兼顾，标本同治。

【使用注意】下焦湿热或纯热无湿之证，本方不宜。

2. 完带汤 ★ 《傅青主女科》

> 完带汤中用白术，山药人参白芍辅，
> 苍术车前黑芥穗，陈皮甘草与柴胡。

【组成用量】白术土炒,一两（30克）　山药炒,一两（30克）人参二钱（6克）　白芍酒炒,五钱（15克）　车前子酒炒,三钱（9克）　苍术制,三钱（9克）　甘草一钱（3克）　陈皮五分（2克）黑芥穗五分（2克）　柴胡六分（2克）

【功用】补脾疏肝，化湿止带。

【主治】脾虚肝郁，湿浊带下证。症见带下色白，清稀无臭，肢体倦怠，大便溏薄，舌淡苔白，脉缓或濡弱。

【组方特点】本方补脾与祛湿相配，扶土与抑木相合，肝脾同治，寓补于散，寄消于升，重在补脾，使脾旺则湿浊自化。

【使用注意】肝郁化热，或湿热下注之带下证，非本方所宜。

第六节　祛风胜湿剂

祛风胜湿剂，适用于风湿在表所致的头痛身重，或风湿痹阻经络所致的肢节不利、腰膝顽麻痹痛等症。代表方如羌活胜湿汤、独活寄生汤等。

1. 羌活胜湿汤 ☆ 《脾胃论》

> 羌活胜湿羌独芎，甘蔓藁本与防风，
> 湿气在表头腰重，发汗升阳有奇功。

【组成用量】羌活　独活各一钱（各6克）　藁本　防风　甘草炙,各五分（各3克）　蔓荆子三分（2克）　川芎二分（1.5克）

【功用】祛风胜湿止痛。

【主治】风湿犯表之痹证。症见腰背痛不可回顾，头痛身重，或腰脊疼痛，难以转侧，苔白，脉浮。

【组方特点】本方用药辛散温燥，但量轻力缓，取其轻而扬之之法，使其微发其汗，则风湿自除。

2. 独活寄生汤 ★ 《备急千金要方》

> 独活寄生艽防辛，芎归地芍桂苓均，
> 杜仲牛膝人参草，风湿顽痹屈能伸。

【组成用量】独活_{三两}（9克） 寄生 杜仲 牛膝 细辛 秦艽 茯苓 肉桂心 防风 川芎 人参甘草 当归 芍药 干地黄_{各二两}（各6克）

【功用】祛风湿，止痹痛，益肝肾，补气血。

【主治】痹证日久，肝肾两虚，气血不足证。症见腰膝疼痛，肢节屈伸不利，或麻木不仁，畏寒喜温，心悸气短，舌淡苔白，脉象细弱。

【组方特点】全方以祛风散寒祛湿而止痹痛为重点，以补肝肾、益气血为辅佐，邪正兼顾，祛邪为主；方中肉桂心、当归能温通血脉，与人参、茯苓相配可宁心定悸，与细辛、杜仲等相伍能强腰定痛。

【使用注意】湿热痹证者，本方忌用。

第十八章 祛痰剂

第一节 燥湿化痰剂

燥湿化痰剂适用于湿痰证，可见咳嗽痰多，色白易咳，舌苔白腻，脉滑。也可兼见胸脘痞闷，恶心呕吐，肢体困倦，头眩心悸等。常用药物有半夏、陈皮、胆南星、茯苓等。代表方如二陈汤、温胆汤等。

1. 二陈汤 ★ 《太平惠民和剂局方》

二陈汤用半夏陈，益以茯苓甘草成，
理气和中兼燥湿，一切痰饮此方珍。

【组成用量】半夏_{汤洗七次} 橘红_{各五两}（各 15 克） 甘草_{炙，一两半}（5 克） 白茯苓_{三两}（9 克）

【功用】燥湿化痰，理气和中。

【主治】湿痰症。症见咳嗽痰多，色白易咳，胸膈痞闷，恶心呕吐，肢体困倦，不欲饮食，或头眩心悸，舌苔白腻，脉滑。

【组方特点】本方标本兼治，以燥湿化痰为主治其标，同伍健脾、利湿、行气药味以治其本；半夏选用陈久者，并伍少量酸收之品，燥痰化浊而不伤气津。

【使用注意】煎加生姜、乌梅。本方药性偏于温燥，阴虚痰热等证不宜使用。

2. 茯苓丸 ☆ 《全生指迷方》

指迷茯苓丸半夏，风硝枳壳姜汤下，
中脘停痰肩臂痛，气行痰消痛自罢。

【组成用量】茯苓一两（6克）　枳壳麸炒,去瓤,半两（3克）半夏二两（12克）　风化朴硝一分（1克）

【功用】燥湿行气，软坚化痰。

【主治】痰伏中脘，流注经络证。症见两臂酸痛或抽掣，手不得上举，或左右时复转移，或两手发麻，或四肢浮肿，舌苔白腻，脉沉细或弦滑。

【组方特点】本方以燥湿化痰，伍以渗湿、行气、软坚之法，消下并用，标本兼顾。

3. 温胆汤 ★ 《三因极一病证方论》

温胆汤中苓夏草，枳竹陈皮加姜枣，
虚烦不眠舌苔腻，此系胆虚痰热扰。

【组成用量】半夏_{汤洗七次}　竹茹　枳实_{麸炒,去瓤,各二两}（各6克）　陈皮_{三两}（9克）　甘草_{炙,一两}（3克）　茯苓_{一两半}（4.5克）

【功用】理气化痰，清胆和胃。

【主治】胆胃不和，痰热内扰证。症见虚烦不眠，惊悸不宁，或呕吐呃逆，癫痫等，苔腻微黄，脉弦滑。

【组方特点】清胆与和胃兼行，理气与化痰并重，既治痰湿之标，又治生痰之本，标本兼顾。

【使用注意】本方为去痰清热之方，心肝血虚之烦悸者不宜用。

第二节　清热化痰剂

清热化痰剂，适用于热痰证，可见咳痰黄稠，舌苔黄腻，脉滑数。也可见胸膈痞满，小便短赤、大便秘结，甚或惊悸癫狂等症。常用药物有瓜蒌、贝母、胆南星等。代表方如清气化痰丸、小陷胸汤、滚痰丸等。

1. 清气化痰丸 ★ 《医方考》

清气化痰胆星蒌，夏芩杏陈枳实投，

茯苓姜汁糊丸服，气顺火清痰热疗。

【组成用量】瓜蒌仁_{去油}　陈皮_{去白}　黄芩_{酒炒}　杏仁_{去皮尖}　枳实_{麸炒}　茯苓_{各一两}（各6克）　胆南星　制半夏_{各一两半}（各9克）

【功用】清热化痰，理气止咳。

【主治】痰热咳嗽。症见咳嗽痰黄，咯之不爽，胸膈痞满，小便短赤，舌质红，苔黄腻，脉滑数。

【组方特点】本方化痰与泻火、降气药同用，有清降痰火之功；祛湿运脾与肃肺降气药相配，有肺脾兼治之妙。

【使用注意】咳痰清稀色白，或痰白滑利易咯属寒痰、湿痰者，不宜使用本方。

2. 小陷胸汤 ☆ 《伤寒论》

　　　小陷胸汤连夏蒌，宽胸散结涤痰优，

　　　　痰热内结痞满痛，苔黄脉滑此方求。

【组成用量】黄连－两（6克）　半夏洗,半升（12克）　瓜蒌实大者一枚（20克）

【功用】清热涤痰，宽胸散结。

【主治】痰热互结之小结胸证。症见心下痞满，按之疼痛，或咳吐黄痰，胸脘烦热，舌苔黄腻，脉滑数。

【组方特点】本方清热化痰与理气并用，辛开苦降，使郁积得开，痰火得降，结胸自除。

【使用注意】湿痰、寒痰以及中虚痞满者，本方不宜。

3. 滚痰丸 ☆ 《玉机微义》

　　　滚痰丸用青礞石，大黄黄芩与沉香，

　　　　百病多因痰作祟，顽痰怪症力能匡。

【组成用量】大黄酒蒸　片黄芩酒洗净,各八两（各24克）

礞石—两,捶碎,同焰硝一两(3克),投入小砂罐内盖之,铁线固定,盐泥固济,晒干,火煅红,候冷取出(3克)　沉香半两(2克)

【功用】泻火逐痰。

【主治】实热顽痰证。症见癫狂惊悸,或怔忡昏迷,或咳喘痰稠,或胸脘痞闷,或眩晕耳鸣,或绕项结核,或口眼蠕动,或不寐,或梦寐奇怪之状,或骨节卒痛,难以名状,或嗳息烦闷,大便秘结,舌苔老黄而厚,脉滑数有力。

【组方特点】主用重坠猛悍之祛痰药,配伍通腑泻下之品,逐降痰火从大肠而出,体现了通腑逐邪的制方思路。

【使用注意】本方药力猛峻,非实热顽痰、孕妇及年老体弱者,均不宜用,以免损伤正气。可根据病情之轻重、病势之缓急,以及药后反应而增减药量:急重病,每服 9～12 克;慢性病,每服 6～9 克,均临卧服。服药后多见腹泻,此乃顽痰浊垢自肠道而下之象。

第三节　润燥化痰剂

润燥化痰剂,适用于燥痰证。主要表现为痰白不黄,黏稠难咯,舌红苔白而干。也可兼见咽喉燥痛,上气喘促,声音嘶哑,或大便干结等症。常用药物瓜蒌、贝母等。代表方如贝母瓜蒌散等。

贝母瓜蒌散 ☆《医学心悟》

贝母瓜蒌散茯苓,陈皮桔梗花粉增,

咳嗽咽干痰难咯，润燥化痰病自清。

【组成用量】贝母_钱五分（9克）　瓜蒌_钱（6克）　花粉　茯苓　橘红　桔梗各八分（各5克）

【功用】润肺清热，理气化痰。

【主治】燥痰证。症见咳嗽有痰，黏稠难咯，或咽喉干痛，或咽干口燥，上气喘促，舌红苔白而干。

【组方特点】主以清润化痰，兼行宣利肺气，运湿健脾。

【使用注意】湿痰、寒痰者不宜用。

第四节　温化寒痰剂

温化寒痰剂，适用于寒痰证。寒痰证多因素体阳虚，寒饮内停；或外受寒邪，津液凝结而成，主要表现为咳嗽痰多，色白清稀，舌苔白滑，或兼见口鼻气冷，肢冷恶寒，舌体淡胖，脉来沉迟等。本类方剂常以温化寒痰药如细辛、白芥子、苏子等为主，配伍温里祛寒之品而组成。代表方有苓甘五味姜辛汤、三子养亲汤。

1. 苓甘五味姜辛汤　☆《金匮要略》

苓甘五味姜辛汤，温肺化饮常用方，
半夏杏仁均可加，寒痰水饮咳嗽康。

【组成用量】茯苓四两（12克）　甘草三两（9克）　干姜三两（9克）　细辛三两（5克）　五味子半升（5克）

【功用】温肺化饮。

【主治】寒痰咳嗽。症见咳嗽痰多，清稀色白，胸膈痞满，舌苔白滑，脉弦滑。

【组方特点】本方温散并行，开阖相济；肺脾同治，标本兼顾。

2. 三子养亲汤 ☆ 《韩氏医通》

> 三子养亲祛痰方，芥苏莱菔共煎汤；
> 大便实硬加熟蜜，冬寒更可加生姜。

【组成用量】白芥子（9克）　苏子（9克）　莱菔子（9克）

【功用】温肺化痰，降气消食。

【主治】痰壅气逆食滞证。症见咳嗽喘逆，痰多色白，胸膈痞满，食少难消，舌苔白腻，脉滑等。

【组方特点】本方消痰降气，化滞通便，降肺通肠，尤能止咳平喘。"此治标之论耳，终不若二陈有健脾祛湿治本之妙也。但气实之证，则养亲汤亦径捷之力矣"。

【使用注意】原方用法"每剂不过三钱。用生绢小袋盛之"，煮汤代茶，以使药力缓行。本方为治标之剂，不宜久服，待症状缓解，则当标本兼顾。

第五节　治风化痰剂

治风化痰剂，适用于内风夹痰证。内风夹痰者，多因素有痰浊，挟肝风内动，风痰上扰所致。可见咳嗽痰多，同时兼见眩晕头痛，甚则昏厥不语，或发癫痫等症，治宜息风化痰。方中常用平肝息风与化痰药相伍而成。代表方有半夏白术天麻汤、定痫丸等。

1. 半夏白术天麻汤 ★ 《医学心悟》

> 半夏白术天麻汤，苓草橘红枣生姜，
> 眩晕头痛风痰盛，化痰息风是效方。

【组成用量】半夏一钱五分（9克）　天麻　茯苓　橘红各一钱（各6克）　白术三钱（18克）　甘草五分（3克）

【功用】化痰息风，健脾祛湿。

【主治】风痰上扰证。症见眩晕，头痛，胸闷呕恶，舌苔白腻，脉弦滑等症。

【组方特点】半夏化痰，天麻息风，白术健脾，三味配伍，风痰并治，肝脾并调，标本兼顾。

【使用注意】阴亏阳亢和气血不足之眩晕，忌用本方。

2. 定痫丸 ☆ 《医学心悟》

> 定痫二茯贝天麻，丹麦陈远菖蒲夏，
> 胆星蝎蚕草竹沥，姜汁琥珀与朱砂。

【组成用量】明天麻　川贝母　半夏姜汁炒　茯苓蒸　茯神去木,蒸,各一两（各30克）　胆南星九制者　石菖蒲杵碎,取粉　全蝎去尾,甘草水洗　僵蚕甘草水洗,去咀,炒　真琥珀腐煮灯草研,各五钱（各15克）　陈皮洗,去白　远志去心,甘草水泡,各七钱（各20克）　丹参酒蒸　麦冬去心,各二两（各60克）　辰砂细研,水飞,三钱（9克）

【功用】涤痰开窍，清热定痫。

【主治】痰热痫证。症见忽然发作，眩仆倒地，不省人事，甚则抽搐，目斜口喎，痰涎直流，或叫喊作畜声，脉弦滑。亦可用于癫狂。

【组方特点】①集大队化痰药物于一方，以求化浊涤痰之力；②融息风、止痉、通络药于一体，以求息风定痫之功；③开窍与安神药相合，以求开窍定神之效。全方药味虽多而不繁杂，层次分明。

【使用注意】本方涤痰息风重在治标，待其痫证缓解，则须化痰与培本兼顾，并应注意饮食，调摄精神，避免过劳，扶其正气，以收全功。

第十九章 消食剂

●【含义】以消食药物为主组成，具有消食健脾，除痞化积等作用，以治疗食积停滞的方剂，统称为消食剂。属于"八法"中的"消法"。

●【功用】主要用于治疗食积症。根据功用不同，可分为消食化滞和健脾消食两类。

第一节 消食化滞剂

消食化滞剂，适用于食积停滞引起的胸脘痞闷，嗳腐吞酸，厌食呕恶，腹胀腹痛或泄泻等。常用药物如山楂、神曲、麦芽、莱菔子等。代表方如保和丸、枳实导滞丸等。

1. 保和丸 ★ 《丹溪心法》

保和神曲与山楂，苓夏陈翘菔子加，
炊饼为丸白汤服，消食和胃效堪夸。

【组成用量】山楂六两（18克） 神曲二两（6克） 半夏 茯苓各三两（各9克） 陈皮 连翘 莱菔子各一两（各3克）

【功用】消食化滞，理气和胃。

【主治】食积证。症见脘腹痞满胀痛，嗳腐吞酸，恶食呕吐，或大便泄泻，舌苔厚腻，脉滑。

【组方特点】本方山楂、神曲、莱菔子三药合用以助消化，消食积之功更加全面，能治一切饮食积滞；陈皮、半夏、茯苓，理气化滞，和胃止呕，使食积得消，胃气得和，诸症自愈。

【使用注意】本方药力较缓，宜于食积之伤胃轻证者。脾虚食滞者不宜单独应用。

2. 枳实导滞丸 ★ 《内外伤辨惑论》

> 枳实导滞首大黄，芩连术曲茯苓襄，
>
> 泽泻蒸饼糊丸服，湿热积滞力能攘。

【组成用量】大黄一两（9克） 枳实麸炒 神曲炒,各五钱（各9克） 茯苓 黄芩 黄连 白术各三钱（各6克） 泽泻二钱（6克）

【功用】消食导滞，清热祛湿。

【主治】湿热食积证。症见脘腹胀痛、大便秘结、或下痢泄泻，小便短赤，舌苔黄腻，脉沉而有力。

【组方特点】以三黄泻心汤，枳术汤为基础，加和胃利湿消导之品而成。用于泄泻、下痢，属通因通用之法。

【使用注意】泻痢而无积滞或兼脾胃虚弱者，不可妄投。孕妇慎用。

【鉴别】木香槟榔丸与枳实导滞丸均为消下兼清，"通因通用"之剂，皆治湿热积滞之便秘或痢疾。然前者行气攻积之力较强，祛湿之力较弱，用于积滞较重、脘腹胀痛较甚者；后者行气攻下之力较缓和，清热利湿之效佳，用于湿热食积病情较轻者。

3. 木香槟榔丸 ☆ 《儒门事亲》

> 木香槟榔青陈皮，黄柏黄连莪术齐，
>
> 大黄黑丑并香附，泻痢后重热滞宜。

【组成用量】木香　槟榔　青皮　陈皮　莪术_烧　黄连_{以上各一两}（各 3 克）　黄柏　大黄_{各三两}（各 6 克）　香附子_炒　牵牛_{各四两}（各 10 克）

【功用】行气导滞，攻积泄热。

【主治】痢疾，食积证。症见赤白痢疾，里急后重，或食积内停，脘腹胀满，大便秘结，舌苔黄腻，脉沉实。

【组方特点】集行气、破气、下气于一方，伍清热燥湿，泻下攻积之品，虽为丸剂，仍有较强的行气攻积之力。

【使用注意】本方破气之力较强，宜于积滞较重而形气俱实证，老人、体弱者慎用。

第二节　健脾消食剂

健脾消食剂具有消食健脾作用，适用于脾胃虚弱，食积内停之证。方中常以益气健脾药与消食药同用组成方剂，代表方有健脾丸、肥儿丸等。

1. 健脾丸 ★ 《证治准绳》

> 健脾参术苓草陈，肉蔻香连合砂仁，
>
> 楂肉山药曲麦炒，消补兼施此方寻。

【组成用量】白术_{炒，二两半}（15 克）　木香_{另研}　黄连_{酒炒}
甘草_{各七钱半}（各 6 克）　白茯苓_{去皮，二两}（10 克）　人参_{一两五钱}
（9 克）　神曲_炒　陈皮　砂仁　麦芽_炒　山楂_{取肉}　山药
肉豆蔻_{面裹纸包煨去油，各一两}（各 6 克）

【功用】健脾和胃，消食止泻。

【主治】脾虚停食证。症见脘腹痞闷，食少难消，大
便溏薄，苔腻微黄，脉象虚弱。

【组方特点】本方消补兼施，寓消于补，补而不滞，
消不伤正，可使脾运复健，饮食得化。

【使用注意】暴饮暴食，饮食不节而致食积不消，脾
胃不虚者，非本方所宜。

2. 肥儿丸 ☆ 《太平惠民和剂局方》

> 肥儿丸内用使君，豆蔻香连曲麦槟，
>
> 猪胆为丸热水下，虫疳食积一扫清。

【组成用量】神曲_{炒，十两}（9 克）　黄连_{去须，十两}（9 克）
肉豆蔻_{面裹煨，五两}（6 克）　使君子_{去皮壳，五两}（6 克）　麦
芽_{炒，五两}（6 克）　槟榔_{细剉，晒，二十个}（9 克）　木香_{二两}（3 克）

【功用】杀虫消积，清热健脾。

【主治】小儿疳积证。症见消化不良，面黄体瘦，肚
腹胀满，发热口臭，大便溏薄以及虫积腹痛。

【组方特点】本方杀虫消积为主，兼以清热、健脾，标本兼顾。

【使用注意】方虽名肥儿丸，究属克伐之品，而无补益作用，非虫积疳疾之证者，不可服用。更不可因"肥儿"之名，误作补药常服。

第二十章　驱虫剂

● 【含义】驱虫剂是以驱虫药为主组成，具有驱虫或杀虫等作用。
● 【功用】用以治疗人体寄生虫病的方剂，本章方剂主要用于驱杀寄生在人体消化道内的蛔虫、蛲虫、绦虫、钩虫等。

1. 乌梅丸 ☆ 《伤寒论》

乌梅丸用细辛桂，黄连黄柏及当归，

人参附子椒姜继，温脏安蛔寒厥剂。

【组成用量】乌梅300枚（30 克）　细辛六两（3 克）　干姜十两（9 克）　黄连十六两（6 克）　当归四两（6 克）　附子炮,去皮,六两（6 克）　蜀椒炒香,四两（5 克）　桂枝六两（6 克）　人参六两（6 克）　黄柏六两（6 克）

【功用】温脏安蛔。

【主治】蛔厥证。症见腹痛时作，心烦呕吐，时发时止，常自吐蛔，手足厥冷。并治久痢久泻。

【组方特点】本方以酸、辛、苦并进。使"蛔得酸则静，得辛则伏，得苦则下"；且寒热并用，以调肠寒胃热；邪正兼顾，扶正祛邪。

【使用注意】若蛔厥腹痛证属湿热为患者，本方不宜。蛔虫病发作之时，可先用本方安蛔，再行驱虫。

2. 化虫丸 ☆《太平惠民和剂局方》

> 化虫丸中用胡粉，鹤虱槟榔苦楝根，
>
> 少加枯矾面糊丸，专治虫病未虚人。

【组成用量】胡粉（即铅粉）炒,五十两（15 克）　鹤虱取土,五十两（15 克）　槟榔五十两（15 克）　苦楝皮去浮皮,五十两（15 克）　白矾枯,十二两半（3 克）

【功用】杀肠中诸虫。

【主治】肠中诸虫。症见腹痛时作时止，往来上下，或呕吐清水涎沫，或吐蛔虫，多食而瘦，面色青黄。

【组方特点】本方以有毒杀虫之品为主，驱杀之力颇强，并可缓泻以驱虫排出。

【使用注意】本方药毒性较大，要严格把握用量，不宜久服，使用后要注意调补脾胃，若虫未尽，可隔周再服。年老体弱、小儿要慎用，孕妇应忌服。

第二十一章 涌吐剂

- **【含义】** 涌吐剂以涌吐药为主组成，具有涌吐痰涎、宿食、毒物等作用。
- **【功用】** 治疗痰厥、食积、误食毒物类疾患，属"八法"中"吐法"。方中常以瓜蒌、藜芦、食盐等气味苦寒酸咸的药物为主。

瓜蒂散 ☆ 《伤寒论》

> 瓜蒂散中赤小豆，豆豉汁调酸苦凑，
> 逐邪涌吐功最捷，胸脘痰食服之瘳。

【组成用量】瓜蒂 熬黄，一分（3克）　赤小豆 一分（3克）

【功用】涌吐痰涎宿食。

【主治】痰涎、宿食壅滞胸脘证。症见胸中痞硬，烦懊不安，气上冲咽喉不得息，寸脉微浮。

【组方特点】药用酸苦相配，意在"酸苦涌泄"，涌吐峻药与谷物相配，使吐不得伤胃。

【使用注意】方中瓜蒂苦寒有毒，催吐力峻，易伤胃气，体虚者应慎用；若宿食已离胃入肠，或痰涎不在胸膈，亦应禁用。服瓜蒌散而吐不止者，可服麝香0.03~0.06克，或丁香0.3~0.6克以解之。

索　引